医療職のための
症状聞き方ガイド

"すぐに対応すべき患者"の見極め方

編集・執筆
前野哲博
筑波大学医学医療系地域医療教育学　教授

執筆
松下　綾
ウエルシア薬局株式会社　教育本部　薬剤師教育部

佐藤卓也
ウエルシア薬局株式会社　教育本部　薬剤師教育部

畔原　篤
ウエルシア薬局株式会社　在宅本部　在宅推進部

医学書院

医療職のための症状聞き方ガイド
―"すぐに対応すべき患者"の見極め方

発　　行	2019年4月15日　第1版第1刷Ⓒ
	2024年8月15日　第1版第3刷

編　　集　前野哲博
　　　　　まえ　の　てつひろ

発行者　　株式会社　医学書院
　　　　　代表取締役　金原　俊
　　　　　〒113-8719　東京都文京区本郷 1-28-23
　　　　　電話　03-3817-5600(社内案内)

印刷・製本　リーブルテック

本書の複製権・翻訳権・上映権・譲渡権・貸与権・公衆送信権(送信可能化権を含む)は株式会社医学書院が保有します.

ISBN978-4-260-03695-5

本書を無断で複製する行為(複写, スキャン, デジタルデータ化など)は,「私的使用のための複製」など著作権法上の限られた例外を除き禁じられています. 大学, 病院, 診療所, 企業などにおいて, 業務上使用する目的(診療, 研究活動を含む)で上記の行為を行うことは, その使用範囲が内部的であっても, 私的使用には該当せず, 違法です. また私的使用に該当する場合であっても, 代行業者等の第三者に依頼して上記の行為を行うことは違法となります.

JCOPY 〈出版者著作権管理機構　委託出版物〉
本書の無断複製は著作権法上での例外を除き禁じられています. 複製される場合は, そのつど事前に, 出版者著作権管理機構(電話 03-5244-5088, FAX 03-5244-5089, info@jcopy.or.jp)の許諾を得てください.

まえがき

　医療・介護・福祉の現場で働いている方々には，患者に「○○でつらいんですけど」と言われたけれど，どう対応してよいかわからなかった，結局よくわからないまま「ドクターに相談してみましょう」と言って終わりにしてしまった，そんな経験をお持ちの方も多いのではないでしょうか．何でも「医師に聞いてみましょう」と言えば簡単ですが，いつでもすぐに医師に連絡が取れるとは限りませんし，かといって「もう少し様子をみましょう」と答えて，「重大な疾患を見逃していたらどうしよう」と心配になることもあるでしょう．また，「これは大変だ」と思って医師に相談したら，「そんなことでいちいち電話してこなくてもよい」と言われたり，逆に「何でもっと早く報告しなかったんだ」と怒られたことなどもあるのではないでしょうか．

　ではいったい医師は，診療にあたってどのように情報を集めて，どのように判断しているのでしょうか．その基盤となる考え方が「臨床推論」です．ただ，臨床推論はなかなか奥が深いので，一から勉強して実際に使えるようになるのはとても大変です．

　そこで本書は，ゴールを「最終的な診断をつけて治療方針を決める」ところではなく，「すぐに受診を勧めるべきか，『様子見』でよいかを判断する」ことに絞りました．その代わり，その判断に至るまでの情報収集・解釈のプロセスを徹底的に細分化・定型化することで可視化し，医師以外の職種の方が現場で実践できるものになるよう努めました．具体的には，1・2章で本書の構成と基本原則について説明した後，3章では，医療機関はもちろんのこと，薬局や在宅，介護施設など医師が常駐していないセッティングでも，迷うことなく効率的に情報を集められるように，よく遭遇する症候について，質問と選択肢をチェックリスト方式で提示してあります．読者が，このリストに書かれているとおりに患者に質問をしていけば，自然に一通りの情報収集ができるように構成しています．また，緊急性の判断も，このチェックリストにある各質問項目と選択肢に紐づける形で代表的なパターンを明示していますので，当てはまる場合はすぐに適切な行動を起こすことができます．チェックリストの各質問項目の意味や回答の解釈についても，項目別に解説を加えました．これを現場で反復して用いることで，いわゆる問診の「型」が身につくと同時に，臨床推論の全体像も次第に理解できるようになることを意図しています．

　4章では，具体的な実践例を紹介しているので，情報収集から医師への報告に至るまでの一連の流れについて，イメージをつかんでいただくのに役立つでしょう．さらに5章では，得られた情報と解釈を医師などに報告する場合の伝え方についてまとめました．情報伝達はチーム医療の重要なスキルであり，迅速かつ適確な対応をとるためにも，ぜひ身につけてほしいと思います．巻末の6章には，普段から持ち歩けるように，

チェックリストだけを抜粋したページを付けました．チェックリストはダウンロードできるようにもしているので，あわせて活用していただければと思います．

　超高齢社会を迎え，医療を巡る環境が厳しさを増すなかで，既存の職種の枠組みを超えたチーム医療の充実は重要なテーマであり，タスク・シフティング（業務の移管）やタスク・シェアリング（業務の共同化）という言葉があちこちで使われるようになっています．今後，医療・介護・福祉に関わるあらゆる職種において，患者の症状アセスメント能力の向上が求められることは確実です．本書を活用していただくことで，いままでなんとなく行っていた情報収集や判断が，網羅的で意味のあるものになり，ひいてはチーム医療の充実やケアの向上につながっていくことを，心から願っています．

　なお本書は，総合診療医（前野）と，薬剤師（松下，佐藤，畔原）の共同作業で開発した，医師以外の職種向けの臨床推論教育プログラムをベースに執筆したものです．忙しさにかまけて，企画から発行まで3年以上を費やしてしまいましたが，いつも辛抱強く，温かいご支援をいただきました医学書院の安部直子さんに，この場を借りてお礼申し上げます．

2019年3月
著者を代表して

筑波大学医学医療系地域医療教育学　教授
前野哲博

目　次

まえがき……iii

1章　医療福祉職に求められる症状アセスメント能力……1

2章　症状アセスメントの基本原則……9

3章　症状聞き方ガイド……19

　　風邪症状（発熱・寒気・咽頭痛・咳・鼻汁）……20

　　頭痛……29

　　呼吸困難……34

　　動悸……38

　　胸痛……41

　　しびれ……46

　　腹痛……53

　　嘔気・嘔吐……57

　　食欲不振・体重減少……60

　　下痢……63

　　便秘……67

　　めまい……70

　　不眠……75

　　物忘れ……78

　　腰痛……81

　　関節痛……85

　　浮腫（むくみ）……88

　　排尿障害……91

　　うつ症状……94

4章　症状アセスメントの実践例 …… 97

5章　医師への情報提供の仕方 …… 107

6章　症状聞き方ガイド一覧 …… 115

- 風邪症状（発熱・寒気・咽頭痛・咳・鼻汁） …… 116
- 頭痛 …… 118
- 呼吸困難 …… 119
- 動悸 …… 120
- 胸痛 …… 121
- しびれ …… 123
- 腹痛 …… 125
- 嘔気・嘔吐 …… 126
- 食欲不振・体重減少 …… 127
- 下痢 …… 128
- 便秘 …… 129
- めまい …… 130
- 不眠 …… 132
- 物忘れ …… 133
- 腰痛 …… 134
- 関節痛 …… 136
- 浮腫（むくみ） …… 137
- 排尿障害 …… 138
- うつ症状 …… 139

索引 …… 141

ブックデザイン：加藤愛子（オフィスキントン）
イラスト：たむらかずみ

6章のダウンロードについて

　付録として，6章「症状聞き方ガイド一覧」を弊社webサイトにてPDFファイルでご覧いただけます．下記URLからアクセスしてください．
　ダウンロードのためのID，PASSは下記のとおりです．

URL：http://www.igaku-shoin.co.jp/prd/03695/
ID：xpd7944
PASS：d57yd5c

［ご注意］
- ダウンロードする際の通信料は読者の方のご負担となります．
- 本ファイルの利用ライセンスは，本書1冊につき1つ，個人所有者1名に対して与えられるものです．第三者へのID，PASSの提供・開示は固く禁じます．また図書館・図書施設など複数人の利用を前提とする場合には，本ファイルを利用することはできません．
- 本ファイルは予告なしに変更・修正が行われることがあります．また，予告なしに配信を停止することもありますのでご了承ください．
- 本ファイルは書籍の付録のため，ユーザーサポートの対象外とさせていただいております．ご了承ください．

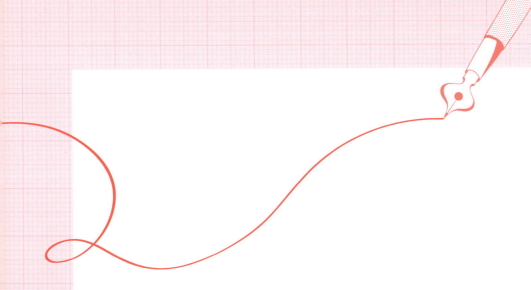

1章

医療福祉職に求められる症状アセスメント能力

医療・福祉に関わるすべての職種に求められる症状アセスメント

　医療や福祉に関わるすべての職種にとって，目の前にいる患者（厳密には，サービスにより利用者，入居者，対象者，来局者，相談者，受診者などいろいろな呼び名がありますが，全部書くと長くなるので，本書では特段の断りがない限り，医療福祉サービスの受け手のことをすべてひっくるめて「患者」と表記します）が何らかの症状を訴える場面に遭遇する機会があると思います．もちろん，必要があれば医師が診察して，そこで診断と治療が行われるわけですが，どんな些細な症状であってもすべて機械的に受診してもらうわけではない以上，症状への対応には何らかのアセスメントが必ず含まれています．

　例えば，患者の話を聞いて，「これくらいなら今日のところは様子をみていてもよさそうだな．あとで看護師さんに伝えておこう」「今夜はこの痛み止めを飲んで様子をみてもらい，明日になっても痛みが続くようなら，外来を受診するように伝えよう」「（夜中であっても）いますぐ救急外来を受診してもらわなければ！」といった判断は，普段の業務の中で頻繁に行われていますよね．すなわち，症状アセスメント能力は，医師だけではなく，すべての医療福祉職に必要なスキルといえるでしょう．

　特にこれからの医療は，地域包括ケアシステムに代表されるように，病院中心型医療から，地域中心型医療へのシフトが進むことは確実です．今後は，社会の高齢化が進む中で，多くの病気を抱える人が多職種に支えられながら，地域で生活していくことになります．すべての医療福祉職にとって，常に医師が近くにいるわけではないセッティングで，適切な症状対応を迫られる機会はますます増えていくことでしょう．

医師以外の職種が症状アセスメントをしていいのか？

　医師以外の職種の方にこのような話をすると，よく「医師でもないのに，診断するのは法律違反で訴えられるのではないでしょうか」とか，「私が症状アセスメントをしたら，ドクターに『医者でもないのに差し出がましい真似をするんじゃない！』と怒られるのではないでしょうか」と心配する方がいます．実際，医師以外の職種に症状アセスメントはどこまで許されるのでしょうか？

　まず，「法律違反ではないか？」という懸念について，例えば看護師が患者を診察して投薬内容を決めて，実際に薬を処方したら違法になりますが，「虫垂炎を鑑別する必要がある」「脱水の可能性があるので輸液が必要ではないか」と考えることは全く違法ではありません．このようなアセスメントを行うことで，「仮眠中のドクターを起こしてでもすぐに連絡を取らなければ」とか，「今日は市販薬で様子をみてもらい，よくならなかったら明日かかりつけの先生を受診してもらおう」といった，それぞれの職種に求め

られる適切なアクションが起こせるのです．反対に，患者が訴える症状に対して，何も考えずに全例，すぐに受診を勧めるような対応では困りますよね．繰り返しになりますが，法律で定められているのは，「診断を確定して投薬や手技などの治療の適応を決め，実施すること」に関してのみです．「適切に情報を集め，起こりうる病因について可能性を検討し，とるべき行動について判断する」ことには何ら問題なく，むしろどの職種でも推奨されるべき能力です．

「医師に怒られるのではないか？」という心配は，むしろ逆です．自ら考え，適切なタイミングで要領よく報告してくれるスタッフは，医師にとって大変ありがたい存在です．医師の適切な診断は，そのために必要な情報がきちんとそろっていてこそ可能になるわけで，あがってくる情報が不十分だと，医師は自分で病歴を一から聞き直さなければなりません．スタッフから必要十分な情報がきちんと整理されて報告されれば，医師は足りないところを少し聞き足すだけで，スピーディーかつ的確に実際の診療に移ることができるのでとても助かります．話の伝え方には配慮が必要ですが(→p108)，医療福祉職が確かな症状アセスメントに基づいて行動し，医師に情報伝達することは，医師から感謝されることはあっても怒られることはないはずです．

ちなみに，症状アセスメント能力は，目の前の患者に対して適切に対応するのに役立つだけでなく，患者に安心してもらうのにも役立ちます．経過をみてよいと判断した場合「とにかく大丈夫ですから」と言うよりは，症状アセスメントの内容を添えて，例えば「身体を動かした時だけ痛いということは，内臓ではなく筋骨格系に由来する可能性が高いので，大丈夫だと思いますよ」と伝えたほうが，患者も納得して様子をみることができるでしょう．

このように，医療福祉職が症状アセスメント能力を身につけることは，否応なく症状への対応を迫られる現場において，患者の問題を素早く的確に評価し，円滑なチーム医療のもとで適切なマネジメントにつなげることに役立ちます．かつ，患者の不安や疑問にもより正確に対応できるようになりますから，職種にかかわらず，ぜひ身につけていきましょう．

現場で使える症状アセスメント能力を修得するには？

ここまで，症状アセスメント能力はすべての職種に必要であることを説明してきました．しかし各職種の養成課程において，患者の訴える症状に対して論理的・体系的に病歴情報を集めて，臨床推論に基づいて判断を下すトレーニングは，十分に行われているとはいえないように思います．そのため現場では，思いついた順に場当たり的に病歴聴取が行われた結果，重症度判断のカギとなる情報を聞き漏らしたり，大切な情報は得られているのに，それを判断に十分に活かすことができず，不適切な対応になったりすることもあるでしょう．

その一方で，最近では臨床推論や症候診断に関する書籍が多く発行され，イラストや

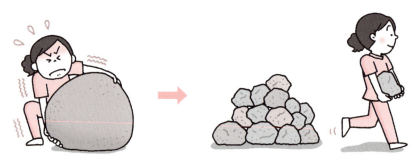

図1　大きな岩は動かせないが，細かくすれば…

会話形式でそのプロセスをわかりやすく示したものもずいぶん増えてきました．そういった書籍を読んで「勉強になる」ことは疑いのない事実ですが，次の日から「業務で使える」かというと，そうともいえないことが多いのではないでしょうか．私は，そのギャップを埋めるカギは，スキルの細分化と定型化にあると考えています．

　適切な症状アセスメントをきちんと行うには，臨床推論や症候診断学の知識と，それを実践するための技術が必要で，その修得には，医師であっても多くの勉強と一定のトレーニングが必要になります．一般に，初心者が複雑なスキルを学ぶ際には，それが大きな塊のままでは一度に全部を覚えることはできず，しかもどこから手をつけていいかわからないので，学習者が一度に理解できるレベルにまでタスクを細分化して，それを定型化（パターン化）し，1つずつ確実に修得できるようにしなければ，最終的に実践できる能力を身につけることはできません．このことは，ビジネスの世界で新人教育を行う際の基本原則として広く知られています[1]（図1）．

　ただ，患者の訴える症状は1人ひとり異なり，教科書どおりの病歴であるほうがむしろ少ないくらいですし，その判断に高度な専門能力が求められることも事実です．そこで，症状アセスメント能力の細分化・定型化は実際に可能なのかを考えてみたいと思います．

症状アセスメント能力の「細分化」と「定型化」

＊　症状アセスメントの3つのステップ

　確かに，臨床推論は難しいですが，よく見極めれば，かなりの部分は定型化できる（＝誰でも体系的に学ぶことができる）と私は考えています．実際に，どこまで定型化できるのか，症状アセスメントを，①情報収集，②解釈，③決断，の3つのステップに分けてみていきましょう．

　議論に入る前に，この3つのステップについて簡単に説明をしておきます．患者の訴える何らかの症候に対応する場合，最初のステップは**①情報収集**，つまり必要な病歴を漏れなく的確に聴取することです．アセスメントのカギを握る情報は，患者が自発的に

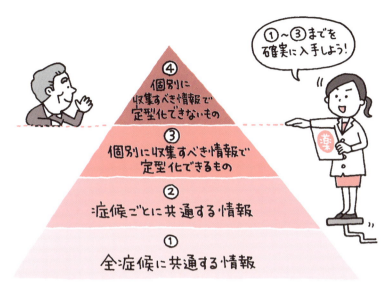

図2　情報収集の4段階

語ってくれるとは限りません．単に患者の語りをそのまま書き留めただけでは不十分で，必要に応じてこちらから質問して情報を把握する必要があります．次のステップは**②解釈**，つまり集めた情報をもとに，どんなことが起こっているのか，どれくらい緊急に対応する必要があるのかを考えるプロセスです．最後は**③決断**で，解釈をもとに「いますぐ医師に連絡を取る」「明日まで様子をみる」など，実際にとるべき行動を決めていきます．

※ 「情報収集」の4段階

それではまず，最初のステップである**情報収集**について詳しくみていきましょう．

私は，情報収集には4つの段階があると考えています（**図2**）．1段目は，どんな症候でも集めるべき情報です．例えば，いつ，どこが，どのように痛むのか，などの情報です（→p10，**表1**参照）．これは症候によらずどんな患者でも尋ねるべき情報なので，ルーチン化，マニュアル化が容易です．イメージとしては，患者が医療機関を初めて受診した時に記入する，共通の問診票の項目がこれに当たります．

2段目は，症候により必ず尋ねるべき質問です．例えば，腹痛であれば「食事により変動するか」，回転性めまいであれば「聴力低下や耳鳴はないか」という質問は，症候によってそれぞれ異なるものの，症候が決まれば自動的に質問項目が決まるものです．イメージとしては，頭痛用，胸痛用，嘔気・嘔吐用など，症候別に分かれた問診票に当たります．

3段目は，患者の答えによって質問項目が変わるものです．例えば，頭痛の持続時間が6時間なら片頭痛を疑って特徴的な前兆である閃輝暗点（せんきあんてん）の有無を尋ねますが，片頭痛の定義上，3日以上頭痛が続くことはないので，5日間持続する場合はこの質問は不要です．また腰痛で下肢にしびれを伴う場合は，運動により症状が悪化し，安静により軽

快するか尋ねる必要があります(間欠性跛行(かんけつせいはこう)の確認).この段階になってくると,同じ症候でも患者によって尋ねるべき質問が異なるので,単なる問診票では対応できません.ただこの段階も,工夫すればある程度の定型化は可能です.イメージとして,分岐の条件を明示したフローチャートを思い浮かべてください.

4段目は,患者1人ひとりによって異なる質問項目です.ここは患者の状況や心理社会的背景への配慮,非典型例への対応など,かなり個別性が高く,また類型化が難しい領域です.この領域に対応するには,高い臨床能力と広い視野,臨機応変に対応できる能力が必要です.ある意味で,医師の専門性が発揮される領域といえるでしょう.医師は,ここまで含めて病歴聴取を行い,さらに身体診察や検査という強力なツールを使ったうえで,最終的な診断をつけて治療を行っています.

※　情報収集の「3段目」までを確実にカバーする

これまで数多く発行されている,症候診断や臨床推論に関する成書にこの類型化を当てはめてみると,いくつかのパターンがあります.まず,内容の中心が4段目におかれているもので,いわゆる臨床クイズとその解説というスタイルをとっている本です.これはある程度の経験とスキルのある人が,診断困難例にチャレンジして,わずかな手がかりから診断に迫るプロセスを通して,症候診断の「匠の技」を学ぶイメージです.ただ,この形式で取り上げられるケースは稀な疾患であることが多く,高い鑑別診断能力を身につけたいと思っている医師以外の職種にとっては,現場で活用する機会が乏しいため,稀な疾患 → めったにお目にかからない → 現場で使う機会がない → そのうち忘れる,ということになりかねません.

反対に,1段目と2段目にフォーカスして書かれている本もあります.例えば「腹痛をみたらこれだけの情報をチェック!」のような,いわゆるマニュアル本のようなもので,大変わかりやすい反面,得られる情報が少なすぎて,アセスメントを絞り込めないことがあります.例えば「原因としては感染症,膠原病などの自己免疫疾患や,悪性腫瘍などを考慮する必要がある」というアセスメントが得られても,範囲が広すぎて,実際にどんな行動を起こせばよいのかわかりませんし,情報不足から誤った方向にアセスメントが進んでしまう可能性もあります.

本書の最大の特徴は,1段目と2段目に加えて3段目,すなわち個別に収集するべき情報ではあるものの定型化が可能な内容について,症候別のチェックリスト方式で体系的に明示したことです.そして,定型化できない4段目には踏み込んでいません.つまり,極めようと思えば非常に奥の深い学問である臨床推論を,定型化できる部分とできない部分にはっきり分けて,定型化できる部分を徹底的に「見える化」したのが本書のコンセプトです.具体的には,日常よく遭遇する症候を取り上げて,症候別に,臨床推論の理論を横糸に,症候特有の基本原則を縦糸に組み合わせたものを基本骨格としています.そして,どんな時にその質問をするのか,患者の回答にはそれぞれどんな意味があるか,どのような時にどんな質問を追加すべきか(省略すべきか)など,そのプロセスを理由を含めて細かく明文化するよう心がけました.

症候診断を山登りに例えると,山頂まで登るには登山家としての高い能力と装備が必

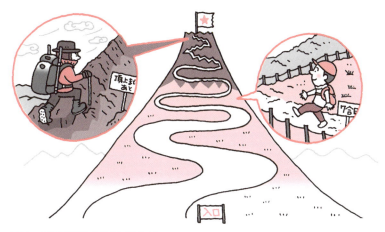

図3　症候診断を山登りに例えると

要な険しい山でも，例えば7合目までであれば，一般の登山客でも登ることができます（図3）．本書はゴールを山頂ではなく7合目におく代わりに，そのゴールまでは一般の登山客でも確実に登れることを意図しました．

患者の訴える症状に対して，これまでマニュアルどおりに尋ねていた人や思いつくままに尋ねていた人も，本書で提示したチェックリストに沿って情報を集めていけば，診断や治療のカギとなる病歴を漏れなく，かつ効率的に集められるようになります．私の個人的見解ですが，7合目といっても，本書を活用すれば，本書で取り上げた症候はおおむね研修医レベルでの情報収集が可能と思っています．

※　情報収集のプロセスを理解すれば，自ずと「解釈」と「決断」も決まる

ここまで，症状アセスメントの最初のステップである「情報収集」について述べてきましたが，残りの2つのステップ，**解釈**と**決断**についてはどうでしょうか．ここで確認しておきたいのは，医療福祉職として求められるゴールは「診断をつけて治療を行う」ことではなく，「『受診する必要があるか，もしあるとすればどれだけ急ぐか』を正しく判断して，適切な情報伝達を行う」ということです．ここでも山登りでいうところの頂上ではなく，7合目を目指すイメージですね．

この前提に立って考えると，前述の「3段目」までの情報収集を行うプロセスにおいて，なぜその質問をするのか，患者のそれぞれの回答がどんな意味を持つのかをきちんと理解しながら行えば，自動的に「解釈」のステップもすんでしまいます．そして次の「決断」についても，チェックリストに沿って得られた情報を組み合わせれば，自ずと明らかになるように構成しています．おかれているシチュエーションや医師へのアクセスによっても異なるので一概にはいえませんが，1つの目安として，本書では😠（すぐに受診），☹（数日中に受診），😐（ひとまず様子をみてよいが，しばらくしてもよくならなければ受診），🙂（現段階では受診しなくてもよい）の4つに分けてとるべき行動を表示しています．もちろん，その理由も詳しく解説しているので，繰り返し使うことで，考え方を自分のものにすることができるでしょう．

本格的に臨床推論を学ぶ第一歩として

　これまで，本書の構成とそのコンセプトについて詳しく説明してきました．本書は，日常よく遭遇する症候について，個別に収集するべき情報のうち定型化が可能なものを徹底的に細分化・定型化することで可視化して，医療福祉職が現場で確実に症状アセスメントを実施して適切に行動できることを意図して作っています．ですが，本書はそれにとどまらず，これから本格的に臨床推論を学びたい医学生や研修医が，臨床推論を現場で実践するための入門書としても有用です．

　これはスポーツや芸術などでも同じですが，熟練の技の修得には，膨大な基礎練習の反復が欠かせません．徹底したトレーニングで，意識しなくても適切な病歴聴取がルーチンで一通りできるようになって初めて，奥の深い臨床推論について思いを巡らす余裕が生まれます．そもそも7合目まで登れなければ，頂上は目指せません．臨床推論の達人の技を全部は言語化できませんし，認知心理学の要素が関与する部分もありますが，高みを目指す第一歩として，基本の「型」を自分のものとするためにも，ぜひ本書を活用してください．

番外編　症状アセスメントを「細分化」「定型化」する副次的効果

　症状アセスメントを「細分化」「定型化」することは，トレーニングに役立つだけではなく，いくつかの副次的効果をもたらしています．

　1つは，コンピュータ化が容易になることです．チェックリスト，フローチャート，条件式で内容が規定されるメッセージの表示などは，コンピュータが最も得意とする領域です．すでに，本書に掲載した病歴聴取アルゴリズムを実装したアプリ（→p114）が開発されており，PC，タブレットなどの端末から利用可能です．アルゴリズムに従って次の質問項目が表示され，それに沿って入力していけば網羅的な病歴聴取ができ，入力が終わると赤，黄，緑，青のフラグ（本書の　　　　　に該当）も表示されます．

　もう1つは，外国語への置き換えが容易なことです．バリエーションの多い長文をこなれた他言語に翻訳するには高い語学力が必要ですが，本書で提示している「緊急度判断チェックリスト」は質問項目，回答の選択肢ともに短いフレーズで定型化しているので，容易に他言語に置き換えることができます．項目を対応させておけば，他言語を話す人とのコミュニケーションにも役立つでしょう．

参考文献
1）前野哲博（編）：研修では教えてくれない！医師のためのノンテク仕事術．pp27-30，羊土社，2016．

（前野哲博）

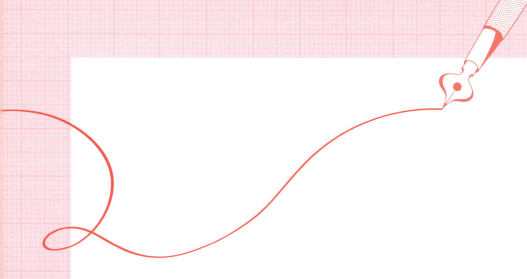

2 章

症状アセスメントの基本原則

症状アセスメントの進め方

2章では，どんな症候でも共通する，症状アセスメントの基本的な考え方について説明します．位置づけとしては，1章で示した「情報収集の4段階」(→p5，**図2**)の1段目に当たる部分です．どんな症候にも通じる土台になるので，きちんと身につければ，初めて遭遇する症候でも慌てることなく対応できるようになります．スポーツと同じで，基本の反復練習はとても大切です．しっかり練習しておきましょう．

それでは，症状アセスメントの3つのステップ(→p4)に沿って解説していきます．

ステップ1：情報収集

✳ 情報収集の「型」を作ろう

症状アセスメントで集めるべき情報は多岐にわたりますが，どんな症候でも必ず押さえておくべき共通のポイントがあります．これを押さえるだけで，情報収集の半分以上は終わるといっても過言ではないでしょう．幸い，項目はそれほど多くないので，**自分なりの「型」を作り，何度も反復練習して，メモを見なくても漏らさず聞けるようにしておきましょう．**

基本となる「型」にはいくつか種類があるのですが，ここで1つの例を示します(**表1**)．これは，全国の医学生が臨床実習に出る前に必ず受ける共用試験OSCEの学習・評価項目を抜粋したものです．すべての医学生がこのフォーマットで学んでいるので，参考にしてください．

✳ 患者の訴えを傾聴しつつ，必要な情報を集める

患者が訴える症候は，患者自身が感覚として認知しているものなので，正確な言語化はなかなか難しいものです．しかも，自由に話してもらうと，自身にとって印象が強い

表1 情報収集の型

① 症状のある部位を聞く
② 症状の性状を聞く．症状の性質，頻度，持続時間などで表現される
③ 症状の程度を聞く．症状の強度，頻度，持続時間などで表現される
④ 症状の経過を聞く．症状の発症時期，持続期間，頻度や程度の変化など
⑤ 症状の起きる状況を聞く
⑥ 症状を増悪，寛解させる因子を聞く
⑦ 症状に随伴する重要な陰性所見も含む他の症状を聞く

〔公益社団法人医療系大学間共用試験実施評価機構 医学系OSCE実施小委員会・事後評価解析小委員会：診療参加型臨床実習に参加する学生に必要とされる技能と態度に関する学習・評価項目(第3.11版). p20, 2018 より抜粋. http://www.cato.umin.jp/pdf/osce_311.pdf (2019年2月最終アクセス)〕

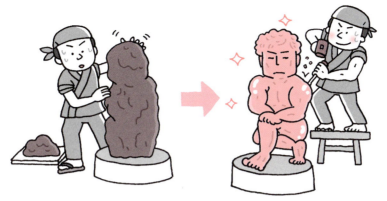

図4　症状アセスメントの進め方
おおまかに全体像をつかんでから，輪郭を明らかにしていく．

順に話す傾向があるので，必ずしも時系列に沿って話してもらえるわけでもありません．さらに，アセスメントには「脱力は伴わない」とか「食事で増悪することはない」といった，いわゆる「陰性情報」も極めて重要ですが，患者から自発的に語られることは少ないでしょう．

ですから，患者の訴えるストーリーをただ書き留めただけでは，情報としては不十分です．確かな症状アセスメントを行うためには，さらにこちらから踏み込んで適切な質問を投げかけて，症状アセスメントに必要な情報を集めなければなりません．ただ，会話の冒頭から，こちらがほしい情報について矢継ぎ早に質問すると，尋問調になってしまい，患者が抱えている不安や疑問を自由に表出しづらくなってしまいます．大まかな進め方としては，以下のように2つの段階に分けて話を聞くといいでしょう．

最初は，患者が自由に話すストーリーを遮らずに聞きます．この段階では，おおまかな全体像をつかむとともに，あとで質問するポイントを心の中でリストアップしておきます．そして，**患者が一通り話し終わったら，こちらから積極的に質問して，病歴の輪郭を明らかにしていく**，という流れで進めるとよいでしょう（図4）．

※　「グラフを描けるように」情報を集める

表1の7つの質問項目の中で，最も聴取が難しいのは「症状の経過」です．これを時系列に沿って漏れなく集める時のコツは**「グラフを描けるように」病歴をとる**ことです．頭の中に，縦軸を「症状の強さ」，横軸を「時間」とするグラフをイメージしてください．そして，そのグラフをきちんと描けるように，情報を集めていくのです．図5を見てください．シーン1 にとどまっていては，グラフを描くことはできないですよね．シーン2 のように詳しく情報を集めて初めて，はっきりとグラフを描くことができます．病歴を十分に集められたかどうか自信がない場合は，手元にある情報でグラフが描けるかどうか試してみましょう．うまく描けないようなら，さらに情報を集める必要があります．医師などに報告する場合も，このグラフをイメージして要領よく伝えれば，スムーズな情報伝達につながります．

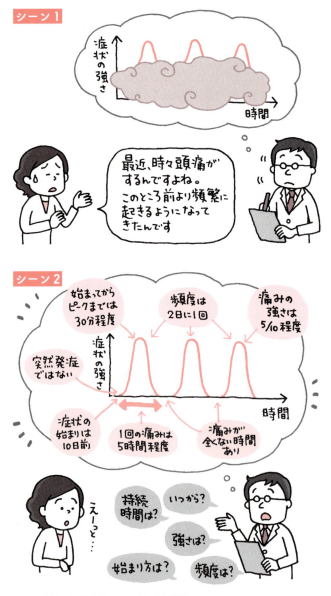

図5 症状の経過を描けるような病歴聴取

ステップ2：解釈

※ 部位＋病因で考える

　ここまでで，症状アセスメントに必要な情報が集まりました．ここから情報を解釈して，患者の体に何が起こっているのかを推測していくことになります．ただ，解釈の基本骨格はたった1つしかありません．それは，**病態を「部位」+「病因」の2つの軸でとらえる**ということ．わかりやすくいえば，「どこに」「何が起こっているか」を考える，と

表2　部位と病因から絞り込む

病因＼部位	消化器系	呼吸器系	循環器系	神経系	筋骨格系	……
血管性						
炎症性						
腫瘍						
変性						
中毒						
……						

どこに（部位），何が起こっているか（病因），の2つの軸から病態を絞り込んでいく．例えば部位が「消化器系」，病因が「腫瘍」なら，■の中に診断があることになる（胃癌，大腸癌など）．同じように，部位が「循環器系」，病因が「血管性」なら，■の中に診断があることになる（心筋梗塞，大動脈解離など）．

いうことです．このうち，「部位」は消化器系，呼吸器系，循環器系，神経系，筋骨格系など，解剖学的な臓器別のカテゴリーを意味します．「病因」は血管性，炎症性，腫瘍，変性，中毒といった病理学的変化のカテゴリーを表しています．この両者を縦横のマトリックスのように組み合わせることで，**表2**のように膨大な疾患の中から，鑑別疾患をぐっと絞り込んでいくことができます．

このうち部位に関しては，動悸なら循環器系，下痢なら消化器系のように，比較的当たりをつけやすい症候もありますが，例えば嘔気は中枢神経系でも内分泌系でも起こるので，「決め打ち」は危険です．また病因に関しては，うまく情報を組み合わせないとなかなか当たりをつけることは難しいでしょう．そこで，以下にそのキーポイントを列挙します．

※　スピードとトレンド

スピードとは，発症から症状が完成するまでの時間がどれくらいかかったかを表すものです．トレンドとは，症状の強さが改善傾向にあるのか，不変なのか，増悪傾向になるのか，などの症状経過を表します．この**スピードとトレンドの組み合わせは，病因の推定に非常に役立つ**ので，しっかり聞き取りましょう．特に，患者が「急に始まった」と話していても，それがある瞬間にいきなり始まったのか，30分かけて痛くなってきたかによって鑑別診断は大きく異なるので，前述の「グラフを描けるように」詳しく聞くことが重要になります．このスピードとトレンドの組み合わせにより，以下のように解釈を進めていきます．

●**スピード：突発．トレンド：持続**（図6a）

症状が秒単位で突然始まる，ということは，物理的な変化，すなわち何かが破れる，

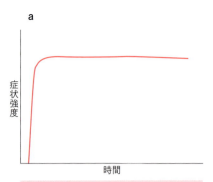
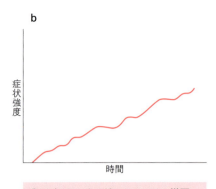
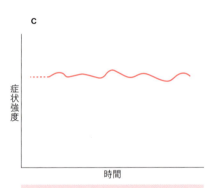
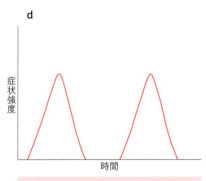

図6 症状の時間的経過と鑑別診断
〔前野哲博,他(編):帰してはいけない外来患者.p14,医学書院,2012より一部改変〕

詰まるといった変化が起こっていることが疑われます.炎症,腫瘍,変性などの病理学的変化が1秒で完成することは考えられないからです.最も重篤なのが血管性の病変で,中枢神経系であればくも膜下出血,循環器系であれば心筋梗塞や大動脈解離などがこれに当たります.いずれにしても緊急で対応が必要な疾患なので,**突発持続パターンであれば,ただちに受診**を勧めてください.ちなみに,大切なのはこの「突発持続」というパターンであり,症状の強さではありません.たとえ症状が軽くても,病歴上このパターンに当てはまるなら,早急な対応が必要になります.

●スピード：ゆっくり，トレンド：増悪（図6b）

　進行はゆっくりだけれども，確実に悪化していくパターンです．どれくらいの時間単位で進行するかによって，病因を推測していきます．

　「時間～日単位」で進行する場合は，まず肺炎や尿路感染症などの感染症を考えます．「週～月単位」で進行するものは悪性腫瘍や関節リウマチなどの自己免疫疾患を，「年単位」で進行するものはアルツハイマー型認知症やパーキンソン病などの変性疾患を考えます．ゆっくり進行するので，**1分1秒を争う病態ではありませんが，症状は進行しているので，早めに医師の診察を受ける必要**があります．

●スピード：ゆっくり，トレンド：不変（図6c）

　病歴の輪郭が不明瞭で，いつ始まるともなく，いつ終わるともなく，増悪も改善もせず，長期間持続するパターンです．緊急性は高くなく，過去に同じ症状で一度医師の診察を受けて重篤な病気が除外されていれば，**すぐに受診する必要はなく，様子をみていて**よいでしょう．緊張型頭痛などがこのパターンをとります．

●スピード：さまざま，トレンド：反復（図6d）

　症状が出たり消えたりしているパターンです．エピソードごとに，一度はきれいに元に戻る（＝可逆的）ということですから，進行する重篤な疾患は否定的です．つまり，**反復する経過であれば，重篤な疾患である可能性がかなり低い**と考えられます．例えば，月に2回，出たり消えたりする悪性腫瘍はないですよね．また，例えば1年前から週2回症状があったとすれば，1年を52週として104回（！）症状が出現し，同じ回数消失している計算になるので，脳梗塞や心筋梗塞などの血管病変，肺炎などの感染症はほぼ除外できます．

※　寛解・増悪因子

　寛解・増悪因子とは，どのような時に症状がよくなる，あるいは悪くなるのかを明らかにしたものです．**寛解・増悪因子は，原因の病態生理をよく表していることが多いので，非常に重要**な情報です．患者は自ら切り出さないことも多いので，必要があればこちらから質問して明らかにしておきましょう．代表的なものを以下に示します．

- 深呼吸で増悪するが，体動では増悪しない胸痛 → 自然気胸
- 空腹時に増悪し，飲水で改善する腹痛 → 消化性潰瘍
- 肩を動かしても増悪しない両側の肩痛 → 心筋梗塞の放散痛
- 歩行時に増悪し，安静で改善する足のしびれ → 脊柱管狭窄症

※　「合わないところはないか」考える

　頭痛や胸痛など，1つの症候について想起すべき鑑別診断は山のようにあります．それを効率よく絞り込む時に最も威力を発揮するポイントは**一元的に考える**ことです．もう少し詳しくいうと，**患者の訴えや所見を，すべて同じ1つの原因からくるものとして説明できないかを考えてみる**ことです．例えば患者が複数の症状を訴えた場合，2つ以上の病気がたまたま同じタイミングで起きることは考えにくいので，数ある鑑別疾患

の中で，それらの症状を1つの疾患ですべて説明できるものがあれば，それが原因である可能性が高い，と考えるわけです．

具体的には，**想起した疾患と患者の情報の「合うところ」と「合わないところ」を探していき，「合わないところ」がない病気はないか考える**，という思考過程をとることになります．例えば，胸痛を訴えている患者がいたとしましょう．直観的に「心筋梗塞ではないか」と思ってしまいがちですが，よく聞いてみると，発熱を伴っていて，しかも痛みは深呼吸で悪化することがわかりました．心筋梗塞は，胸痛をきたすところは「合うところ」ですが，発熱や，呼吸での痛みの変動は，心筋梗塞では説明できない，つまり「合わないところ」として残りますよね．逆に，胸膜炎だったらいかがでしょうか．胸が痛いところも，発熱も，呼吸で変動する胸痛も，すべて「合うところ」として説明できますよね．したがって，このケースの場合，心筋梗塞よりは胸膜炎の可能性が高いと判断できます．

鑑別診断を考える場合，「合うところ」は，すぐに頭に思い浮かぶので，ついその点に引きずられて，診断を誤ることがあります．真っ先に思いついた鑑別診断に飛びつく前に，「いや，待てよ．どこか合わないところはないか」と自問する習慣をつけましょう．そして，最初に集めた情報だけでは，合わないところがないか判断するのが難しい場合は，もう一度患者に質問してさらに情報を集めて考えましょう．これを繰り返すことで，臨床推論能力は格段に向上します．

ステップ3：決断

「情報収集」→「解釈」と進んできたら，最後のステップは「決断」です．前述のように，「決断」は医師が行う「診断」とは異なり，しばらく様子をみる，すぐ受診してもらう，といった医療職としてとるべき行動を決めるためのものです．症候ごとの各論的な決断のポイントはそれぞれの症候（→3章）にまとめてあるので，ここではすべての症候に共通する決断の基本原則をまとめました．

※ 突発持続は危険！

突発持続する症状は，血管病変など重篤な病変を示唆することは前述しました．緊急に外科的処置が必要になることもあるので，症状の程度によらず，すぐに受診が必要です．

患者は，秒単位であっても，1時間くらいかけて痛みが強くなってきた場合も，「急に始まった」と表現します．あいまいであればこちらから質問して，明確にその両者を区別しておきましょう．ちなみに，「発症が秒単位でしたか？」と尋ねても明確に答えられないこともあるので，「痛みが始まった時，何をしていましたか？」と尋ねるとよいでしょう．その際，例えば「買い物をしていてお釣りを受け取った時」とか，「帰宅してコーヒーを淹れようとした時」のように，**痛みが始まった瞬間をピンポイントで明確に答えられる場合は，すぐに受診を勧める**ようにしてください．

✷　増悪傾向は危険，改善傾向は安心

　現時点の症状の強さは同じであっても，昨日よりはよくなっていまの強さなのか，逆に悪くなっていまの強さなのかによって，決断は大きく異なってきます．基本的に，悪性腫瘍が改善傾向のトレンドをとることはありませんし，血管障害や細菌感染症など，重篤な原因による症状は，治療せずに数日で勝手によくなることはほとんどありません．感冒などウイルス感染症は日単位で改善するのが一般的ですが，症状がすでにピークを越えていれば，全身状態が悪くない限り経過観察で問題ありません．要するに**改善傾向なら様子をみてよい可能性が高い**といえるでしょう．

　一方，症状が増悪傾向にある場合は，今後どのようなスピードで，どこまで悪化するかを見極めたうえで，どこまで様子をみていてよいか判断する必要があるので，慎重に対応する必要があります．もし自分の解釈に自信が持てなければ，**増悪傾向なら誰かに相談するか，受診を勧める**とシンプルに考えてもよいでしょう．

✷　症状の増悪がなく経過が長い場合は安心

　症状が改善も増悪もせず長期間（月〜年単位）持続する場合は，今後も重篤な状態をきたす可能性は低いことを示しています．これは，症状の原因が緊急性もなく，進行性でもない可能性が高いからです．さらに，同じ症状で一度医師の診察を受けていれば，なお安心です．その場合，判断する前に忘れずに必ずやるべきなのは，**「以前と同じ症状か」を確認する**ことです．例えば，慢性の緊張型頭痛患者が新たにくも膜下出血をきたすこともありうるので，もし，いまの症状が以前から経験している症状と質的に（痛みの種類やパターンなど）異なる場合は，新たに発生した別のエピソードと考えて対応する必要があります．それを確認した結果，以前と同じ症状であることがわかれば，慌てる必要はなく，これまでと同じ原因と考えて対応すれば大丈夫です．

✷　症状が反復する場合は安心

　p15で述べたように，**症状が反復している場合は原因が可逆的であることを意味しており，重篤である可能性は低い**と考えてよいでしょう．見逃してはいけない重篤な疾患の多くは，突然発症か，次第に増悪するパターンをとります．いずれも症状が発症した後は症状は途切れることなく続くので，一部の例外（不整脈，気管支喘息など）を除いては，短時間で症状が出現・消失を繰り返すことはほとんどありません．反復性が疑われる場合には，「病歴のグラフを描く」ために，以前に同じような症状がなかったかを尋ね，認められた場合は始まった時期，頻度，エピソードの持続時間（例：3年前から週2回程度，3時間程度継続する頭痛）を確認しておきましょう．

✷　基礎疾患がある患者／高齢者はより慎重に

　心不全，糖尿病，免疫不全（抗癌剤やステロイド剤内服中を含む）など基礎疾患を持つ患者や高齢者は，病気を合併する確率が高いうえに，典型的な症状を呈しにくい，発症した際に重症化しやすいという条件も加わります．そのため決断については通常よりも

慎重に考える必要があり，受診勧奨も早めに行うようにしましょう．

　以上，症状アセスメントの基本についてポイントを述べましたが，いかがだったでしょうか？少しハードルが高いと感じる部分もあったかもしれませんが，でも大丈夫です．3章に記載したチェックリストを1つひとつ丁寧にクリアしていけば，きっと症状アセスメントの7合目まで登ることができます．ぜひ，目の前の患者が訴える症状に対して本書を活用して，デキる医療職を目指してください！

参考文献
1) 前野哲博, 他(編)：帰してはいけない外来患者. pp2-30, 医学書院, 2012.

（前野哲博）

3章

症状聞き方ガイド

---

3 & 6 章に掲載している「緊急度判断チェックリスト」は，下記のようにランクを分けています。

- すぐに受診
- 数日中に受診
- ひとまず様子をみてよいが，しばらくしてもよくならなければ受診
- 現段階では受診しなくてもよい

風邪症状（発熱・寒気・咽頭痛・咳・鼻汁）

＊ それは本当に風邪？ 風邪症状を訴える患者に確認すること

　体調を崩した時，患者はそれを風邪だと考えて，「風邪をひいたみたいなのですけど……」と訴えてくることがよくあります．この「自称風邪」が，本当に風邪なら対症療法でよいですが，「自称風邪」の中には，たくさんの疾患が隠れています．例えば，肺炎，百日咳，流行性耳下腺炎，副鼻腔炎，溶連菌感染症，伝染性単核球症，気管支喘息，髄膜炎，結核，喉頭癌など，挙げればキリがありません．

　風邪症状のアセスメントはこの「自称風邪」から本物を見極める作業が中心になります．「本物の風邪」とは，自然寛解するウイルス性の上気道炎のことをいいます．鑑別の進め方としては，**まず上気道症状があるか確認**します．上気道炎でなければ風邪の定義から外れるからです．次に，**症状がウイルス性らしいか，細菌性らしいかを確認**します．ウイルス性の場合は，基本的に自然軽快しますし，抗菌薬は効きません．細菌性が疑われる時は，受診して抗菌薬の投与を受けたほうがよい場合もあるので，そこを見極めることが大切です．

病歴はこう聞く！

☛ 発熱

Q1	いつからですか？	＿＿時間前 ／ ＿＿日前 ／ ＿＿週前 ／ ＿＿か月前 ／ ＿＿年前

＊ 「日単位の発熱」は感染症の可能性が高い

　発熱がみられた場合，まず感染症を考えて問診を進めます．発熱をきたす原因には他にも膠原病や悪性腫瘍などもありますが，頻度も低く，日単位ではなく「週～月単位」となることが多いです．「日単位」の発熱だった場合，その原因は確率的に，まず感染症と考えて鑑別を進めましょう．

　ウイルス性か細菌性かの観点からすると，発熱期間はウイルス性の場合，多くは3日未満ですが，細菌性の場合は3日以上の発熱が続くことが多いので，発熱期間が3日を超える場合は医師の治療を勧めたほうがよいでしょう．

Q2	現在の体温は？	_____ ℃
Q3	一番熱が高かったのはいつですか？	_____ 頃 ／ その時 _____ ℃

※ 現在の体温だけでなく，体温の経過をチェック！

　発熱があった場合，現在の体温だけに注目しがちですが，病歴聴取では上記のように，いつからどのように体温が変化しているかを聞くとよいでしょう．

　体温は測定部位により異なります．成人の場合，脇の下の測定体温が37℃を超えたら発熱があると考えて対応するとよいでしょう．

　また同じ体温でも，上昇傾向なのか下降傾向なのかによって，今後の見通しが大きく変わってきます．現在の体温と併せて，一番熱が高かった時期とその時の体温を聞くことで，トレンドを把握することができます．

　なお，発熱時の体温と疾患の重症度は完全には比例しません．高齢者では重症でも発熱がみられないことがあり，37℃だから軽症，39℃だから重症とはいえないので，全身状態や基礎疾患も含めて評価を進めていく必要があります．

Q4	周囲に同じような症状の人はいますか？	はい ／ いいえ

　周囲に同じような症状の人がいるかどうかは，インフルエンザなどの流行性疾患を鑑別に挙げる場合に，大切な情報です．

☛ 寒気

Q1	寒気はどれに近いですか？	服をもう1枚羽織りたくなる程度 ／ 毛布をかぶりたくなる程度 ／ 毛布をかぶってもガタガタ震えが止まらない

※ 寒気の程度はこう聞く！

　寒気の程度を聞く時には，上記のような表現のどれに近いか？ という聞き方をするのがよいでしょう．「服をもう1枚羽織りたくなる程度」の寒気であれば，それほど心配はいらないですが，「毛布をかぶってもガタガタ震えている」ような状態は戦慄（せんりつ）を指し，細菌感染症の可能性が高くなります．

☛ 咽頭痛

Q1	いつからですか？	____時間前 ／ ____日前 ／ ____週前 ／ ____か月前 ／ ____年前

※ 上気道症状の発症時期を確認する！

　上気道症状は，「咽頭痛」「咳」「鼻汁」の症状の有無と，それがいつから出現したかを確認することで評価します．**この3つの症状がほぼ同時期から出現している場合は，典型的な風邪**といえるでしょう．

Q2	痛みの強さは？	ごく軽度 / ややつらい / かなりつらい / 耐えられない
Q3	痛みが始まった時といまを比べてどうですか？	増悪傾向 / 改善傾向 / 変わらない

※「咽頭痛が3日以上」「増悪傾向」は要注意！

　病歴は，Q3のようにトレンドを聞くことが大切です．3日以上症状が変わらない，または増悪傾向がある場合は，細菌感染症の可能性が高くなるので注意が必要です．

Q4	唾を飲み込む時に痛みは強くなりますか？	変わらない / 少し痛みが強くなる / かなり痛みが強くなる / 痛みでほとんど飲み込めない

※「痛みで唾がほとんど飲み込めない」は緊急で受診を！

　唾を飲み込む時に，かなり痛みが強くなる場合は溶連菌感染症などの細菌感染症の可能性が上がります．痛みでほとんど飲み込むことができずよだれを垂らしているような状態は気道閉塞を示唆する情報であり，急性喉頭蓋炎※や扁桃周囲膿瘍が鑑別に挙がります．この場合，緊急で受診しなくてはいけません．

🔴 咳

Q1	いつからですか？	＿＿時間前 / ＿＿日前 / ＿＿週前 / ＿＿か月前 / ＿＿年前

　症状が「日単位」の場合は上気道症状などの感染症を疑います．3〜8週の場合は頻度としては感染後咳嗽が最も多く，8週間以上続く場合は慢性咳嗽として，咳喘息，鼻炎，後鼻漏，結核，胃食道逆流症（GERD），慢性閉塞性肺疾患（COPD），アトピー咳嗽などを疑う必要があります．

Q2	咳の強さは？	ごく軽度 / ややつらい / かなりつらい / 耐えられない
Q3	（「かなりつらい」「耐えられない」と答えた人は）咳き込みすぎて吐いたことはありますか？	はい / いいえ

　咳の強さと，咳によって日常生活がどの程度障害されているかを確認しておきましょう．咳き込みすぎて吐くのは，百日咳でよくみられる症状です．

※**急性喉頭蓋炎**：声帯のすぐ上にある喉頭蓋が炎症を起こした状態です．見逃すと急性気道閉塞をきたし窒息する危険があり，緊急入院が必要な疾患です．あまりに痛くて唾が飲み込めず，よだれを垂らすことがあります．気道が閉塞するので嗄声（かすれ声）になるのも特徴の1つです．通常の口腔内の診察では見えない場所なので，激しい痛みのわりには診察時の口腔内の所見が乏しいのも特徴の1つです．

Q4	痰はからみますか？	からまない ／ からむ
↳	痰がからむ場合は何色ですか？	透明 ／ 白色 ／ 黄色 ／ 緑色（膿性）

痰が絡む場合，色も併せて聞きましょう．痰の色が「緑色（膿性）」だった場合，肺炎や副鼻腔炎の可能性が上がります．

Q5	咳が始まった時といまを比べてどうですか？	増悪傾向 ／ 改善傾向 ／ 変わらない

咳が長引いている患者の場合，増悪傾向か改善傾向かを聞くことは重要です．特に，数日以上かけて「増悪傾向」があれば，肺炎，肺癌，結核などの風邪以外の疾患を考えなくてはいけないので精査する必要があります．「改善傾向」の場合，特に先行する上気道炎があり，その後に咳だけが残っている時は，感染後咳嗽の可能性が高く，比較的安心です．

症状のトレンドを聞く時には，1つ注意しておくべきポイントがあります．実際には改善傾向があるのに，「咳がずっと続いている」「ちっともよくならない」と訴える患者も意外とたくさんいるのです．これはどうしてでしょうか？

図7を見てください．実際は黒線で示したように，症状は続いてはいるものの少しずつよくなっています．その一方，患者の視点からみれば，1日でも早く症状から解放されたいという期待があります．つまり，図の赤点線のようによくなりたいと思っています．ここに，期待と現実のギャップがあるのです．そして，そのギャップへのいら立ちを，「ずっと続いている」「ちっともよくならない」という言葉で表現しているのです．

ですので，本当に同じ強さで続いているのか，それとも実は改善しているのかを確認するには，過去の症状の強さを具体的に聞いて，現在と比較するとよいでしょう．例えば，1週間前は「夜中に起きてしまうことがあるくらいつらい咳」だったものが，今日は「咳はあるが夜中に起きることはない」という話を聞き出せれば，改善傾向であることがわかりますよね．

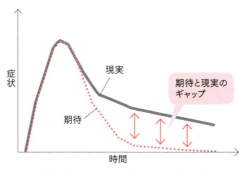

図7　症状改善における期待と現実のギャップ

Q6	喘鳴(ゼーゼー，ヒューヒューする感じ)はありますか？	はい ／ いいえ

※ 喘鳴がある場合はすぐに受診を！

　喘鳴とはゼーゼー，ヒューヒューするような息苦しい状態のことです．気道の狭窄を示唆する情報であり，喘鳴がある場合は気管支喘息，うっ血性心不全，異物などが鑑別に挙がります．ただちに受診を勧めてください．

Q7	特に咳が強い時間帯はありますか？	決まっていない ／ 朝によく出る ／ 夕方によく出る ／ 夜間〜明け方によく出る

※ 「夜間〜明け方によく出る咳」は気管支喘息やGERDを疑う！

　咳が「夜間〜明け方によく出る」場合は，気管支喘息やGERDを考えます．夜間は副交感神経優位になるので，気道が狭窄しやすくなり，気管支喘息は悪化しやすいといわれています．また，GERDでは夜，横になることで胃酸が逆流し，咳が出ることがあります．

　朝，痰のからむ咳が出る人は，後鼻漏が原因かもしれません．後鼻漏とは鼻汁が喉の奥に落ちる状態で，**Q8**のように確認します．

Q8	鼻汁が喉の奥に落ちる感じはありますか？	はい ／ いいえ

　咳というと下気道に原因があると思われがちですが，後鼻漏も慢性咳嗽の原因になります．

Q9	(現在発熱がなく咳のみで，他の上気道症状がない人は)咳が始まった頃，発熱や鼻汁，咽頭痛はありましたか？	はい ／ いいえ

※ 上気道炎の既往＋改善傾向のある咳は感染後咳嗽を考える！

　上気道炎を発症して咳が出現し，軽快後も咳だけがしばらく残る状態を感染後咳嗽といいます．頻度はかなり高いですが，自然軽快するので抗菌薬などは必要ありません．診断には症状の初期に発熱や鼻汁，咽頭痛などの明らかな上気道炎があり，咳以外はすでに改善していることと，咳は続いていても(多くは1か月以内)改善傾向にあることを確認することが大切です．

Q10	(現在発熱がなく咳のみで，他の上気道症状がない人は)呑酸(すっぱいものが上がってくる感じ)はありますか？	はい ／ いいえ

※ GERDも咳の原因になる！

咳の原因は呼吸器系だけでなく，GERDも，咳の原因になります．呑酸(どんさん)(すっぱいものが上がってくる感じ)はGERDでよくみられる症状ですので，特に咳が長期間(4週間以上)続く人には必ず確認するようにしましょう．

🫘 鼻汁

Q1	いつからですか？	____時間前 / ____日前 / ____週前 / ____か月前 / ____年前

上気道症状を確認する時は，「咽頭痛」「咳」「鼻汁」の症状がそれぞれいつ出てきたのかを確認することが必要です．3つの症状がほぼ同時期から出現していたら，典型的な風邪と考えてよいでしょう．

Q2	鼻汁はどれくらい出ますか？	ほとんど出ない（鼻づまりのみ） / たまに鼻をかむ程度 / 頻繁に鼻をかむ程度
Q3	鼻汁の色は？	透明 / 白色 / 黄色 / 緑色(膿性)

※ 「緑色(膿性)の鼻汁」は細菌感染を疑う！

鼻汁の色が緑色の場合，膿性鼻汁が疑われ，細菌感染の可能性を上げる情報です．
黄色い，色のついた鼻汁を心配する人がいますが，例えば，1晩寝ている間に濃縮されて朝に色が濃い鼻汁が出ることもあるので，それだけでは細菌性とはいえません．

Q4	うつむくと顔面や前頭部が痛みますか？	はい / いいえ

※ 「うつむくと顔面痛や頭痛が悪化する」のは副鼻腔炎の特徴！

鼻汁や鼻閉感があり，うつむくと顔面や前頭部が痛いのは副鼻腔炎の特徴です．副鼻腔炎は細菌性であっても自然軽快することが多いので，重症でなければすぐに抗菌薬は使用せず，対症療法で経過をみることがほとんどです．したがって，副鼻腔炎が疑われる場合でも，耐えがたい顔面痛などの強い症状がなければ1週間は様子をみて構いません．1週間以上続く場合や症状が強い場合は受診を勧めてください．

Q5	目のかゆみはありますか？	はい / いいえ

※ 「目のかゆみ」と「鼻汁」があればアレルギー性を疑う！

鼻汁と同時に目のかゆみがある場合は，アレルギー性の可能性が高くなります．また，咽頭痛に目の痛み，かゆみを伴う場合は，アデノウイルス感染症(咽頭結膜熱)などを考えます．

Q6	花粉症，ハウスダストなどのアレルギーはありますか？	はい　／　いいえ
↳	ある場合は何ですか？	花粉　／　ハウスダスト　／　その他

　鼻汁の原因として，アレルギーも考えられます．他に上気道症状がなく鼻汁のみの場合は，アレルギー性鼻炎も鑑別に挙げましょう．

「本物の風邪」かどうか判断する

　ここまで得られた情報をもとに，「本物の風邪」かどうかを判断します．その時に大切なのは，「咽頭痛」「咳」「鼻汁」の3つの上気道症状の組み合わせを確認することです．3つの上気道症状の有無を組み合わせると**表3**のようになります．

※ 「咽頭痛」「咳」「鼻汁」の3症状がそろっていれば典型的な風邪！

　「咽頭痛」「咳」「鼻汁」の3つの上気道症状がそろっている場合，発熱期間が3日未満であれば典型的な風邪といえるでしょう．3つのうち2つがある場合，こちらも発熱期間が3日未満であれば風邪の可能性が高いでしょう．複数部位に症状をきたすのはウイルス性である可能性が高いからです．

※ 症状が咽頭痛のみの場合，細菌感染症に注意！

　細菌感染は症状が局所のみにとどまることが多いので，症状が咽頭痛だけの場合は注意が必要です．特に発熱が3日以上続く場合は，溶連菌感染症などの細菌感染を疑う必要があります．

表3　風邪か否かの判断

咽頭痛	咳	鼻汁	アセスメント
○	○	○	典型的な風邪
○	×	○	おそらく風邪
×	○	○	風邪または鼻疾患（副鼻腔炎，アレルギー性鼻炎など）
×	×	○	風邪または鼻疾患（副鼻腔炎，アレルギー性鼻炎など）
○	○	×	おそらく風邪
○	×	×	細菌感染症に注意
×	○	×	肺炎，後鼻漏，喘息，GERDなど
×	×	×	風邪ではない！何の症状を「風邪」と表現しているのか確認

※ 鼻汁があると比較的安心！

　鼻汁がある場合は，肺炎や咽頭炎で鼻に症状をきたすことは考えにくいので，ウイルス感染症か，副鼻腔炎やアレルギー性鼻炎などの鼻疾患が考えられます．アレルギー性鼻炎は緊急を要しませんし，副鼻腔炎も1週間程度は様子をみることができるので，鼻汁がある場合は，緊急性はあまり高くないと考えてよいでしょう．

緊急度判断チェックリスト

見逃すな！

☛ **発熱**
- 3日以上続く発熱
  → 細菌感染の可能性を評価する必要があります．

☛ **寒気**
- ガタガタ震えが止まらない寒気
  → 悪寒・戦慄の可能性があり，細菌感染症を疑います．

☛ **咽頭痛**
- 咽頭痛+嚥下困難がある
  → 咽頭に強い炎症があることを示し，急性喉頭蓋炎や扁桃周囲膿瘍を疑います．
- 咽頭痛+発熱があり，咳や鼻汁がない
  → 咽頭に限局した感染があることを意味し，細菌感染症(溶連菌感染症など)を疑います．

☛ **咳**
- 咳+喘鳴がある
  → 気管支喘息など気道に狭窄をきたす疾患を疑います．
- 増悪傾向で数日(4日以上)続く咳
  → 細菌感染症の可能性が高くなるので，医療機関での精査が必要です．
- 3日以上続く発熱+かなりつらい〜耐えられない咳+鼻汁がない
  → 症状が下気道に限局している急性感染症は肺炎を疑います．
- 長期間(4週間以上)続く咳
  → 一過性のウイルス感染症である可能性は低くなるので，咳喘息，鼻炎，後鼻漏，結核，GERD，COPD，アトピー咳嗽などの評価が必要です．

これは安心！
- 鼻汁がある
  → 風邪か，しばらく様子をみていてよい鼻疾患の可能性が高いです．
- 咽頭痛，咳，鼻汁の症状が同時期からあり，発熱期間が3日未満
  → 典型的な風邪です．

医療機関を受診しない場合の対応

　風邪の場合は対症療法となります．症状に合わせて，市販の総合感冒薬を服用してもよいでしょう．発熱がある場合は，水分補給についても忘れずに伝えましょう．

参考文献
1) 日本呼吸器学会咳嗽に関するガイドライン第2版作成委員会：咳嗽に関するガイドライン 第2版．日本呼吸器学会，2012．http://www.jrs.or.jp/uploads/uploads/files/photos/1048.pdf（2019年2月最終アクセス）

〔松下　綾・前野哲博〕

頭痛

※ まずは治療を急ぐ二次性頭痛の除外を！

頭痛は原因となる**器質的疾患のない一次性頭痛**と，**器質的疾患によって起こる二次性頭痛**に分類されます．

一次性頭痛は頭痛の9割を占め，その中で最も頻度が高いのは緊張型頭痛，次いで片頭痛です．基本的に一次性頭痛は器質的疾患がないので，緊急性の高い頭痛はありません．反対に二次性頭痛は，くも膜下出血，髄膜炎，急性緑内障発作など，時に命に関わる疾患もあるため注意が必要です．このため，頭痛を訴えた患者には，**緊急性の高い二次性頭痛を示唆する情報がないかをまず確認**します．

病歴はこう聞く！

| Q1 | いつからですか？ | ＿＿時間前 / ＿＿日前 / ＿＿週前 / ＿＿か月前 / ＿＿年前 |

持続時間を確認することは，鑑別を考えるうえで重要です．例えば，片頭痛は持続時間が4～72時間であることが定義に含まれているので，もし頭痛が鎮痛薬を服用せずに1時間で治まった場合，その情報だけで片頭痛は除外できることになります．

| Q2 | 痛みの強さは？ | ごく軽度 / ややつらい / かなりつらい / 耐えられない |

※ 頭痛の強さと重症度は一致しない！

いままで経験したことがない痛み（人生最大の痛み）であった場合は，受診を勧めたほうがよいと思います．ただ，くも膜下出血のような重篤な疾患でも，出血の程度が軽い場合は痛みがそれほど強くなく，普通に歩けることもあります．痛みが弱いだけでは除外できないので，注意が必要です．過去に同じ性状で同程度の頭痛を経験したことがあり，それを繰り返しているのであれば，一次性頭痛の可能性が高く，あまり心配しなくてもよいでしょう．

| Q3 | どんな痛みですか？ | 脈打つような痛み（拍動性） / 締め付けられるような痛み / 頭が重い，鈍い痛み / ビリビリする痛み / ズキズキする痛み |

＊「拍動性の痛み」は片頭痛に特徴的!!

　患者が感じている痛みの性状をうまく言葉で表現するのは難しいものです．よく，「ズキズキした痛み」と言われますが，この表現が拍動性を示すとは限らないことに注意してください．「ズキズキ」は頭痛の一般的な表現であり，頭痛の性状によらずこのように表現することがよくあります．拍動性かどうかを聞くコツとして「心臓の鼓動に合わせて脈打つような痛みですか？」と聞くとよいでしょう．

　拍動性の頭痛は片頭痛に特徴的ですが，それでも約半数にすぎないので，拍動性がないからといって片頭痛を否定することはできません．しかし片頭痛以外で拍動性の頭痛を訴えることは稀なので，拍動性があれば片頭痛の可能性が高いと考えてよいでしょう．

　緊張型頭痛は痛みの性状にバリエーションが多いですが，「締め付けられるような痛み」「重い痛み」と表現されることが多いです．

＊「ビリビリする痛み」は神経痛に特徴的！

　また「ビリビリした痛み（電撃痛）」は，神経痛に特徴的な痛みの性状です．神経痛では瞬時に痛みが走り，数秒〜数十秒の痛みを間欠的に繰り返すのが特徴です．

Q4	どこが痛みますか？	全体 / 右側のみ / 左側のみ / 前頭部 / 後頭部

＊「片側性の痛み＝片頭痛」とは限らない！ 神経痛は必ず片側！

　片頭痛はその名前から片側性と思われがちですが，片頭痛の40％が両側性であり，両側性と思われがちな緊張型頭痛でも30％程度は片側性といわれています．ですから，痛みが片側だから片頭痛，というわけではありません．

　一方，神経支配は左右別々なので，神経痛は必ず片側性です．また，群発頭痛も必ず片側に起きます．

　局在性に乏しい全体的な痛みは緊張型頭痛を考えます．

Q5	痛みは突然始まり，1分以内にピークに達しましたか？	はい / いいえ

＊ 突然発症は血管病変を疑う！

　頭痛に限らず，「痛みが突然始まった」という情報は，くも膜下出血などの血管病変を示唆する緊急度の高い情報です．

　ただ，「痛みが突然始まりましたか？」と聞いても患者は答えにくいことが多いので，「何をしている時に痛みが始まりましたか？」や「痛みが始まった時のことを覚えていますか？」と聞くとよいでしょう．例えば「テレビのリモコンをとった時に」など，痛みが始まった時点を明確に言える場合は，突然発症と判断します．

Q6	頭痛は絶え間なく続いていますか？	絶え間なく続いている ／ 痛みがない時もある
↳	痛みがない時もある場合，1回の持続時間は？	数秒 ／ 数分 ／ ___時間 ／ ___日 ／ 決まっていない

※ 反復する痛みは比較的安心

　痛みがない時間の有無を確認します．痛みがない時間帯があるということは，「反復する頭痛」であることを意味します．これは頭痛の原因が可逆的であることを示唆し，緊急度は低くなる情報です．

　反復性の場合は，1回の頭痛の持続時間を聞きましょう．持続時間が数秒の頭痛は，神経痛に典型的です．4～72時間の範囲であれば，片頭痛の可能性があります（→ **Q1**）．

Q7	頭痛が始まった時といまを比べてどうですか？	増悪傾向 ／ 改善傾向 ／ 変わらない

※ 次第に増悪する頭痛には注意が必要！

　痛みが増悪傾向であることは，脳腫瘍など進行性の病変があることを示唆する病歴です．受診を勧めたほうがよいでしょう．

Q8	頭痛以外に，次の症状はありますか？	ふらつき，めまい ／ しびれ ／ 視力障害 ／ 目の前がチカチカする ／ 食欲不振 ／ 不眠 ／ 嘔気・嘔吐 ／ 発熱
↳	ある場合，その症状は頭痛と同時期に始まりましたか？	同時期である ／ 同時期ではない

※ 神経症状を伴う頭痛は脳の病変を考える！

　頭痛と同時に始まった上記の随伴症状がある場合は，一元的に原因を考えます．ふらつき，めまい，しびれ，視力障害などの神経症状が出ている場合は，脳の病変を考えて，受診を勧めるべきです．

※ 「視力障害」を伴う頭痛は急性緑内障発作を考える！

　急性緑内障発作は，視力障害ではなく頭痛を主訴に受診することがあります．こちらから尋ねないと視力障害は明らかにならないこともあるので，注意が必要です．

※ 「目の前がチカチカする」は閃輝暗点を疑う！

　閃輝暗点とは，目の前にチカチカした光に縁どられた暗点が広がっていく症状です．片頭痛に特徴的な症状として知られており，あれば診断は確実ですが，閃輝暗点がみられるのは片頭痛のおおよそ3割にすぎないので，閃輝暗点がないからといって片頭痛を否定することはできません．

※「食欲不振」「不眠」はうつ病に注意！

　頭痛が慢性的に続いている場合は，うつ病を鑑別に挙げる必要があります．食欲不振や不眠がある場合は特に要注意です．

※「頭痛＋嘔気＋発熱」は髄膜炎を鑑別に入れる！

　嘔気と発熱を伴う頭痛は，髄膜炎を疑う情報です．診断が遅れると重症化することがあるので，嘔気を安易に消化器症状と考えないようにしましょう．

Q9	明るい場所やうるさい場所で頭痛はひどくなりますか？	はい　／　いいえ
Q10	歩いている時など，運動時に頭痛はひどくなりますか？	はい　／　いいえ

※　音・光過敏は片頭痛に特徴的！

　片頭痛の場合，音・光過敏を伴うことが多く，また運動によって頭痛が悪化します．一方，緊張型頭痛には音・光過敏はなく，体を動かしても変化はありません．

　そのため片頭痛では，発作中は暗い静かな部屋でじっとしている，というエピソードがよくみられます．

Q11	このような頭痛を経験するのは初めてですか？	初めて　／　以前にもある
↳	以前にもある場合，初めて同じ頭痛を経験したのはいつですか？	＿＿＿＿＿＿＿＿＿

※　同じような頭痛の経験があれば安心，初めてなら注意！

　安心できる頭痛である緊張型頭痛や片頭痛は，若い時に発症し，何度も繰り返すのが特徴です．片頭痛の初発の多くは思春期で，ほとんどは30歳以前です．したがって「30歳以降で初めて経験する頭痛」は，それだけで二次性頭痛の可能性が高まります．

緊急度判断チェックリスト

見逃すな！

- 突然始まった頭痛（1分以内にピークに達する痛み）
  → くも膜下出血のような血管病変による頭痛を考えます．
- 人生で初めての頭痛
  → 新規発症の頭痛なので医師による評価が必要です．
- 頭痛＋嘔気＋発熱で，かつ上気道症状や下痢がない
  → 髄膜炎を疑う症状です．

- ✗ **ふらつき，めまい，しびれ，視力障害が頭痛と同時期からある**
  → 神経症状を伴う場合，脳神経系の評価が必要です．
- **増悪傾向の頭痛**
  → 増悪傾向のある頭痛は，二次性頭痛を評価するため受診が必要です．

これは安心！
- 以前に経験したものと同じ頭痛
- 反復する頭痛

→ ともに，二次性頭痛は否定的と考えてよいでしょう．

医療機関を受診しない場合の対応

　安心できる頭痛と判断したら，市販の頭痛薬などで様子をみてもよいでしょう．片頭痛の特効薬は医師の処方が必要なトリプタン製剤ですが，軽症例では薬局で入手可能なロキソプロフェンなどの鎮痛薬でも対応は可能です．

　ただし鎮痛薬で十分な効果がない場合は，トリプタン製剤を使うことを考えたほうがよいでしょう．片頭痛で医療機関を受診したことがある人は患者全体の約30％といわれており，市販の鎮痛薬で対処しているものの，効果が十分でなく悩んでいる人も多くいるはずです．このような人には，一度受診を勧めてもよいでしょう．

参考文献
1) 日本頭痛学会・国際頭痛分類委員会：国際頭痛分類 第3版 beta版．医学書院，2015．http://www.jhsnet.org/pdf/ICHD3_up/all_02057_2.pdf（2019年2月最終アクセス）

（松下　綾・前野哲博）

呼吸困難

※ まずは労作時の呼吸困難を確認！

呼吸困難の原因は，気管支喘息，肺炎などの呼吸器疾患を考えがちですが，心筋梗塞などの心疾患，過換気症候群などの心因性，ギラン・バレー症候群などの神経筋疾患，糖尿病や甲状腺機能亢進症などの代謝異常，貧血，中毒など多岐にわたります．

病歴の聴取では，**まず労作時の呼吸困難を確認**することが大切です．明らかに労作で悪化する呼吸困難がある場合は，緊急で受診する必要があります．

病歴はこう聞く！

Q1	いつからですか？	＿＿時間前 ／ ＿＿日前 ／ ＿＿週前 ／ ＿＿か月前 ／ ＿＿年前

※ 急性発症の呼吸困難は要注意！

呼吸困難は，急性か慢性かに分けて考えます．急性発症の場合，肺塞栓，心筋梗塞，気管支喘息発作などが鑑別に挙がります．緊急を要する疾患の可能性が高いので，すぐに受診を勧めてください．慢性経過の場合，日常生活に支障がなく，かつすでに評価されているのであれば，次回の定期受診時に医師に相談してもらえばよいでしょう．

Q2	息苦しさは突然始まりましたか？	はい ／ いいえ

突然始まる呼吸困難は，パニック発作など心因性のこともありますが，気胸や不整脈，血管病変など，緊急性が高い疾患も否定できないので，何度も同様の発作を繰り返しているのでなければ，すぐに受診を勧めましょう．

Q3	労作時（歩いている時など）と安静時はどちらが息苦しいですか？	労作時 ／ 安静時 ／ 労作と関係ない ／ 決まっていない				
↳	（労作時の場合）息苦しさがある時はどれくらい歩けますか？	平地も階段も普通に歩ける	平地は普通だが，階段は苦しい	平地でも苦しいが，自分のペースなら歩ける	休みながらでなければ歩けない	会話や着替えでも息切れがする

※ 労作時呼吸困難を確認する

　労作時呼吸困難の有無と，その程度を確認する質問です．労作時に呼吸困難が増悪する場合は，心肺疾患，貧血など器質的疾患があることを疑わせる情報です．どれくらいの労作で呼吸困難が出現するか評価しておくと，重症度の判定に役立ちます．逆に労作で変化しない呼吸困難は，心因性の可能性が高くなります．

Q4	息苦しさは1日中ですか？	はい ／ いいえ

　発作性の反復する呼吸困難の代表は気管支喘息です．ただ，気管支喘息は患者自身が発作かどうか判断できることが多いので，気管支喘息でない反復する呼吸困難であれば，不整脈，パニック発作，過換気症候群などを考慮します．

Q5	呼吸困難が始まった時といまを比べてどうですか？	増悪傾向 ／ 改善傾向 ／ 変わらない

　緩徐に増悪する場合は，慢性閉塞性肺疾患（COPD）や心不全などの進行性の病変を考えます．

Q6	喘鳴（ゼーゼー，ヒューヒューする感じ）はありますか？	いまもある ／ ない ／ あったが，いまはない

　喘鳴がある場合は気管支喘息などにより気道が狭くなっていることを意味しています．これが認められた場合は，すでに気管支喘息と診断されて吸入薬を携帯している場合はすぐに使用し，そうでなければすぐに受診を勧めてください．また，喘息発作を何度か繰り返す場合，悪化の原因を評価して定期薬を見直す必要があるので，それぞれの発作が吸入薬で治まったとしても，早めに受診を勧めてください．

Q7	このような息苦しさを経験するのは初めてですか？	初めて ／ 以前にもある		
↳	以前にもある場合，次のことを教えてください．	いつ？	程度は？ ／ 頻度は？	医療機関受診の有無は？　有・無

　初めて経験する呼吸困難は医師による評価が必要です．以前にも経験があり，気管支喘息，過換気症候群，COPD，心不全など，すでに医師による評価がなされていて重症度に変化がない場合は，様子をみてもよいでしょう．

Q8	特に症状が強い時間帯はありますか？	決まっていない ／ 日中のほうが強い ／ 夜から朝のほうが強い

　気管支喘息の場合，夜間から朝方にかけて症状が強く出ます．

| Q9 | 息苦しさ以外に，次の症状はありますか？ | 咽頭痛 / 胸痛 |

※「咽頭痛」「胸痛」を伴えば，緊急に対応を！

呼吸困難に「咽頭痛」を伴う場合，急性喉頭蓋炎による気道閉塞の可能性があります．呼吸困難と同時に「胸痛」を伴う場合は，気胸，心筋梗塞，肺塞栓などの可能性があります．いずれも緊急で受診が必要です．

緊急度判断チェックリスト

見逃すな！

突然発症の呼吸困難
→ 気胸，不整脈，血管病変を疑います．

咽頭痛＋呼吸困難
→ 急性喉頭蓋炎の疑いがあります．緊急で受診しましょう．

喘鳴＋呼吸困難
→ 気管支喘息などによる気道狭窄を疑います．

胸痛＋呼吸困難
→ 気胸，心筋梗塞，肺塞栓などの心肺疾患の可能性が高まる情報です．

日常生活に大きな支障のある呼吸困難
→ COPDなど，もともと呼吸困難を伴う疾患で通院中であっても，呼吸困難が増悪した場合は受診を勧めてください．

初めて経験する労作時呼吸困難
→ 器質的疾患を評価するため，すぐに受診が必要です．

初めて経験する労作と関係ない呼吸困難
→ 労作時の悪化がなくても初回であれば医師による評価が必要です．

これは安心！

以下のすべてがそろっている場合
　①労作と関係ない
　②随伴症状がない
　③過去に同じ症状があり医師による評価を受けている

→「労作時呼吸困難がない」ということは，労作で増悪しないか，むしろ安静時のほうが呼吸困難が強いことを意味します．これは心肺疾患を否定できる重要な情報です．それに加えて胸痛や喘鳴，咽頭痛などの「随伴症状がなく」「過去に同様の症状があり，医師による評価を受けて」いれば，かなり安心できるといえるでしょう．

医療機関を受診しない場合の対応

上記の「これは安心！」に該当する場合は，患者の不安を軽減するために心肺疾患などの重篤な器質的疾患の可能性が低いことを伝えましょう．

（佐藤卓也・前野哲博）

動悸

※ まずは動悸のタイプ，次に循環不全徴候の有無を確認する

　動悸の原因は甲状腺機能亢進症，貧血，低血糖，不整脈，心不全，パニック障害，生理的(運動後，緊張した時など)や薬の副作用など，多岐にわたります．原因によって動悸のタイプが異なるため，まずは**動悸のタイプを確認**することが重要です．

　次に，緊急性の高い疾患を除外するために，**循環不全徴候の有無を確認**しましょう．循環不全徴候とは，心臓が十分に全身に血液を送り出せていない可能性を示しています．具体的には呼吸困難，胸痛，立ちくらみ・失神，冷汗のいずれかがある場合に疑います．また，バイタルサインも同時に評価しましょう．

病歴はこう聞く！

Q1 いつからですか？	＿＿時間前 ／ ＿＿日前 ／ ＿＿週前 ／ ＿＿か月前 ／ ＿＿年前

　いつ，気になり始めたかを聞くことで，症状のあったおおよその期間を把握できます．

Q2 どんな動悸ですか？	脈が速くなる ／ 脈が乱れる ／ 鼓動を強く感じる

※ まずは3タイプのどれかを確認！

　動悸は3つのタイプに分類できます．訴えが「脈が速くなる」「脈が乱れる」「鼓動を強く感じる」のどのタイプなのかを確認しましょう．それによって，考えられる原因や緊急度が異なります．患者がうまく動悸を表現できない時は，机などを叩いてリズムを再現してもらうとわかりやすいです．

　「脈が速くなる」場合，その多くは甲状腺機能亢進症，貧血，低血糖，心不全，パニック障害，生理的(運動後，緊張した時など)や薬の副作用などによる交感神経の亢進が原因です．何が原因で交感神経が亢進しているのか，その原因の精査が必要です．

　「脈が乱れる」場合は不整脈が考えられます．

　「鼓動を強く感じる」場合，脈の速さやリズムに問題がなく，鼓動を強く感じる状態が続いているのであれば心因性の可能性が高く，病的意義は少ないことがほとんどです．

Q3	動悸は絶え間なく続いていますか？	絶え間なく続いている　／　動悸がない時もある
↳	動悸がない時もある場合，1回の持続時間と頻度は？	持続時間は？　　　　／　頻度は？

　動悸が急に始まり，急に終わる場合，発作性心房細動などの不整脈を疑います．気がつくと動悸があり，いつのまにか忘れている状態が続いている場合は，心因性の可能性が高いです．

Q4	労作時（歩いている時など）と安静時で変化はありますか？	労作時に強くなる　／　安静時に強くなる　／　労作と関係ない

　呼吸器系や循環器系が原因の場合，動悸は「労作時」に強くなります．それ以外の場合，特に「安静時」に強くなる場合は心因性を疑います．

Q5	動悸を感じている時，次の症状はありますか？	呼吸困難　／　胸痛　／　立ちくらみ・失神　／　冷汗

　動悸を感じている時に，「呼吸困難」「胸痛」「立ちくらみ・失神」「冷汗」などがある場合は，循環不全を疑わせる情報です．その場合，消化管出血，不整脈や心筋梗塞などの可能性が考えられるので，救急対応可能な病院に緊急に受診する必要があります．

緊急度判断チェックリスト

見逃すな！

循環不全徴候（呼吸困難，胸痛，立ちくらみ・失神，冷汗）を伴う動悸
→ 貧血や心臓疾患を評価するため，早急に受診が必要です．

脈が速くなる動悸
→ 頻脈をきたしている原因に対する評価が必要です．

脈の乱れ（不整脈）を伴う動悸
→ 医師による評価が必要です．

これは安心！

脈の速さやリズムに問題がなく，鼓動を強く感じる状態が続いている
→ 頻脈も不整脈もなくバイタルサインが安定していて，鼓動を強く自覚しているのみであれば心配ない旨を伝えましょう．

医療機関を受診しない場合の対応

「不安」がベースにあれば，そこに焦点を当てたコミュニケーションを心がけましょう．服薬により安心でき，症状の改善につながるのであれば，ストレスによる動悸に適応のある OTC 医薬品を服用してもよいでしょう．

（佐藤卓也・前野哲博）

胸痛

※ **まずは致死的な疾患（4 killer chest pain）の除外を！**

胸痛の原因はさまざまです．心血管疾患，呼吸器疾患，消化器疾患，神経・筋骨格疾患や心因性など多岐にわたります．その中でも「4 killer chest pain」と呼ばれる虚血性心疾患（狭心症，心筋梗塞），肺塞栓，緊張性気胸，大動脈解離は生命に関わるため，見逃してはいけません．そのためには，警告症状である「突然発症し，持続する胸痛」「呼吸困難，立ちくらみ・失神，冷汗，動悸を伴う胸痛」を必ず確認し，いずれかに該当する場合は，すぐに救急対応可能な病院を緊急に受診してもらう必要があります．

病歴はこう聞く！

| Q1 | いつからですか？ | ＿＿時間前 ／ ＿＿日前 ／ ＿＿週前 ／ ＿＿か月前 ／ ＿＿年前 |

いつからなのか，症状のあった期間を確認しましょう．

| Q2 | どこが痛みますか？ | |

帯状疱疹や肋間神経痛などの神経由来の痛みは，片側性で正中を越えることはありません．

毎日のように痛む部位が移動する場合は，心因性の可能性があります．

| Q3 | 痛みの範囲はどの程度ですか？ | 指で指し示せるくらいの狭い範囲 ／ 手のひらくらいの広さ ／ それ以上 |

※ **「狭い範囲」であれば内臓痛は否定的！**

胸痛が「指で指し示せるくらいの狭い範囲」であれば，表在性（皮膚または筋骨格系）の可能性が高く，逆に，痛みの範囲を「何となくこの辺全体が」と手のひらくらいの広さで示す場合は，心臓を含む内臓性の可能性が高くなります（図8）．

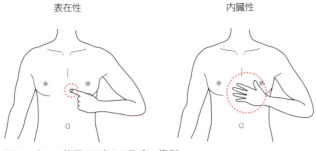

図8 痛みの範囲から考える胸痛の鑑別

| Q4 | どんな痛みですか？ | 鋭い，刺すような痛み / 締め付けられるような痛み / 何となく重い痛み / ビリビリする痛み / それ以外 |

※ 「締め付けられるような痛み」「何となく重い痛み」は要注意！

「鋭い，刺すような痛み」の場合，筋骨格系または胸膜など体性痛を考えます．「締め付けられるような痛み」「何となく重い痛み」は心筋梗塞などの内臓痛を疑います．「ビリビリと電気が走るような痛み」は神経痛の可能性が高くなります．

| Q5 | 圧痛（押すと痛みがある）はありますか？ | はい / いいえ |

※ 圧痛がある場合は，表在性（皮膚または筋骨格系）を疑う！

胸部は腹部と違い，肋骨でできた硬い胸郭で守られています．そのため，内臓は外から押すことができません．したがって，押して痛みがある場合は，内臓ではなく，胸膜より外（胸膜，皮膚，筋骨格系）に病変があることを意味します．

| Q6 | 痛みの強さは？ | ごく軽度 / ややつらい / かなりつらい / 耐えられない |

※ 痛みの強さは緊急度や重症度とは必ずしも一致しない！

痛みの強さも確認しましょう．ただし，胸痛において緊急度や重症度と必ずしも一致しません．特に高齢者や糖尿病などの持病がある患者は，痛みの強さがごく軽度でも，心筋梗塞の可能性が否定できないので注意が必要です．

| Q7 | 胸痛は絶え間なく続いていますか？ | 絶え間なく続いている / 痛みがない時もある |
| ↳ | 痛みがない時もある場合，1回の持続時間と頻度は？ | 持続時間は？ _____ / 頻度は？ _____ |

Q8	このような胸痛を経験するのは初めてですか？	初めて / 以前にもある			
↳	以前にもある場合，次のことを教えてください．	いつ？ _____	程度は？ _____	頻度は？ _____	医療機関受診の有無は？ 有・無

✳ 持続時間が秒単位より短い場合，日単位より長い場合は虚血性心疾患は否定的！

　胸痛において持続時間は鑑別を絞るうえで重要な要素です．心臓の虚血が起こった場合，短時間（数秒）であれば，痛みを感じることはありません．また，虚血が長時間続くと，心筋が壊死するので痛みを感じなくなります．したがって，胸痛が20秒以内，あるいは日単位より長い痛みの場合は，虚血性心疾患の可能性は低くなります．

　以前にも胸痛を経験したことがある場合，1番初めに同じ胸痛を経験したのはいつか，どれくらいの頻度で，どれくらいの長さの胸痛を経験したか確認しましょう．例えば，週2回1年前から痛みがある場合，計算上は，2回×52週＝104回も胸痛を起こしていることになります．これだけの回数，心筋梗塞を起こす（かつ重症化することなくそのたびに改善している）ことは考えにくいですから，一連のエピソードが虚血性心疾患である可能性は否定的です．

Q9	胸痛が始まった時といまを比べてどうですか？	増悪傾向 / 改善傾向 / 変わらない

✳ 増悪傾向は危険！

　胸痛が始まった時といまを比べて，「増悪傾向」の場合は病気が進行している可能性があり，医師による評価が必要です．

Q10	痛みは突然始まり，1分以内にピークに達しましたか？	はい / いいえ

✳ 突然発症は警告症状！

　突然発症は重篤な疾患の警告症状の1つです．痛みが突然発症して1分以内にピークに達した場合，破れる（大動脈解離，気胸），詰まる（心筋梗塞，肺塞栓）などの致死的な疾患の可能性を考える必要があります．

Q11	体をひねるなどの動作をした時に胸痛は悪化しますか？	悪化する / 変わらない

✳ 動作に関連する痛みは筋骨格系の可能性が高い！

　体をひねるなど，動作時に胸痛が「悪化する」場合は筋骨格系の可能性が上がります．動作をした時にも痛みが「変わらない」場合は，内臓性の胸痛を考えます．

Q12	咳や深呼吸をすると胸痛は悪化しますか？	悪化する / 変わらない

咳や深呼吸で「悪化する」胸痛は筋骨格系に加えて，胸膜の痛み（気胸，胸膜炎など）を考えます．

Q13	胸やけはありますか？	はい / いいえ

胸やけは，胃食道逆流症（GERD）の特徴です．

Q14	胸痛以外に，次の症状はありますか？	呼吸困難 / 立ちくらみ・失神 / 冷汗 / 動悸

※ 循環不全を疑えば，早急に精査を！

「呼吸困難」「立ちくらみ・失神」「冷汗」「動悸」は，循環不全を疑う症状です．早急に医師の評価が必要です．

Q15	痛みは肩に放散しますか？	はい / いいえ

痛みが肩に放散する場合，心筋梗塞の可能性が上がります．ただし，肩に痛みの原因があるわけでないので，肩を動かして痛みが変化することはありません．肩を動かすと痛みが変化する場合は，原因は肩にあることを意味しますので，心臓の疾患は心配しなくて大丈夫です．

緊急度判断チェックリスト

見逃すな！

- 突然発症し，持続する胸痛
  → 致死的な胸痛である 4 killer chest pain を疑います．
- 循環不全徴候（呼吸困難，立ちくらみ・失神，冷汗，動悸）を伴う胸痛
  → 早急に医師による評価が必要です．
- 動作や呼吸で変化しない比較的短時間（30秒～2日）の胸痛
  → 虚血性心疾患（狭心症，心筋梗塞）の可能性があるので早急な受診が必要です．
- 咳や深呼吸で悪化し，呼吸困難を伴う胸痛
  → 気胸，胸膜炎などが疑われるため，受診が必要です．
- 増悪傾向の胸痛
  → 病気が進行している可能性があり，医師による評価が必要です．

これは安心！

- 狭い範囲に限局する呼吸困難を伴わない胸痛

→ 呼吸困難を伴わなければ比較的安心です．痛みの原因が皮膚や筋肉などの表在性の組織にある可能性を考えます．

☺ **狭い範囲に限局する圧痛がある，呼吸困難を伴わない胸痛**

→ 上記に加えて，境界明瞭な圧痛がある場合は，原因部位がほぼ特定できるので，より安心です．

☺ **持続時間が 10 秒以内の胸痛**

→ 持続時間が 10 秒以内の場合は神経痛などが考えられ，虚血性心疾患などの内臓疾患の可能性が低い情報になりますので，安心です．

医療機関を受診しない場合の対応

　胸部には心臓など重要な内臓があるため，胸痛を自覚した患者は不安を持ちがちです．安心できる胸痛と判断したら，胸痛の背景に不安がある場合もあるので，患者の不安を取り除けるよう，コミュニケーションを図りましょう．筋骨格系の胸痛の場合はアセトアミノフェンや NSAIDs などの鎮痛薬で様子をみてよいでしょう．

参考文献
1) Chun AA, et al：Bedside diagnosis of coronary artery disease：a systematic review. Am J Med 117(5)：334-343, 2004.

（佐藤卓也・前野哲博）

しびれ

✻ 種類と分布を確認!

しびれの鑑別を考える際には，種類と分布を確認することが大切です．

しびれの種類には運動障害と感覚障害があります．運動障害は「力が入らない」，例えば「ペットボトルのふたが開けられない」「手すりがないと立ち上がれない」など，それまでできていた日常動作に支障がないか尋ねることで確認できます．感覚障害には感覚低下と異常感覚があり，異常感覚では「ジンジン，ピリピリする」と訴えることが多いです．

しびれの分布の確認は器質性/非器質性を鑑別するうえで最も重要です．解剖や神経走行を頭に入れて，障害部位を推測できるようにしましょう．

病歴はこう聞く!!

Q1	いつからですか？	＿＿時間前 ／ ＿＿日前 ／ ＿＿週前 ／ ＿＿か月前 ／ ＿＿年前
Q2	しびれの強さは？	ごく軽度 ／ ややつらい ／ かなりつらい ／ 耐えられない
Q3	どんなしびれですか？	ジンジン，ピリピリする ／ 触るといつもとは異なる感じがする ／ 感覚が低下あるいは消失している ／ うまく力が入らない感じがする

✻ 運動障害か感覚障害か確認する

しびれは異常感覚・感覚低下，運動障害を含む言葉です．それぞれ鑑別・診断が異なるので，患者の訴えがどんな症状なのかを明らかにする必要があります．

Q4	(「うまく力が入らない感じがする」と答えた人は) 歩行・着替え・書字など日常生活に支障がありますか？	はい ／ いいえ

✻ 運動障害を疑う場合は，日常生活への支障を確認する！

「うまく力が入らない感じがする」という訴えがあっても，実際には運動障害がない場合があります．運動障害があれば，歩く時に片足をひきずる，箸が上手に使えないなど，日常生活に何らかの影響が出ます．それを確認する意味で，歩行・着替え・書字などの日常生活への支障を聞くようにしましょう．運動障害が明らかな場合は，原因について精査が必要です．

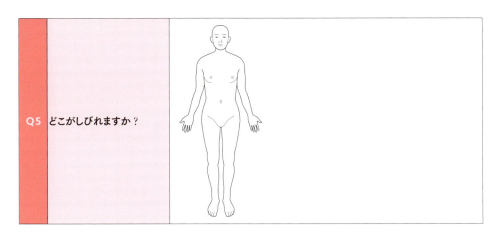

Q5 どこがしびれますか？

　しびれの鑑別診断には，分布が最も重要です．機序としては神経障害，血行障害，非器質性（特に身体疾患はないがしびれを自覚するもの．実はこれが一番多い）があり，それぞれの原因でしびれの分布が説明できるかを考えていきます．このうち神経障害については，神経支配を「脳－脊髄－神経根－末梢神経」に分けて考えます．血行障害は，障害された血管より末梢に症状が現れます．神経障害でも血行障害でも説明できない分布（例：右前腕と左大腿が同時にしびれるなど）だった場合は，非器質性を考えます．

　解剖学の専門的な知識を覚えるのは大変なので，以下に特に重要なポイントを示します．情報を集める場合は，このポイントを意識して話を聞くようにしましょう．

●片側性か，両側性か

　神経系は，脳から末梢神経に至るまで，左右別々に支配されています．したがって，脳，神経根，単神経障害（モノニューロパチー）が原因のしびれは正中を越えることはありません．脊髄の場合は，脊柱管狭窄症のように両側の脊髄が同時に障害されることがあるので，両側性の分布を取ることがあります．糖尿病性神経障害など，全身性に病変をきたす多発神経障害（ポリニューロパチー）では，両側性に症状が出るのが特徴です．

●中枢性か，末梢性か

　多発神経障害では，長い神経の末梢側から病変が進行していくため，四肢末梢から病変が始まります（手袋靴下型）．また，血行障害では障害を受けた血管が支配する領域の末梢に最も強い症状が出ます．

●領域の広さと境界

　神経は，ネットワークを作りながら走行し，最後の末梢神経のレベルになると神経支配領域が明確になります．そのため，単神経障害では範囲が狭く，その境界も明瞭です．病変が上位になると境界が曖昧になり，例えば脳血管障害では「右上下肢全体」のような症状になります．

　それでは，しびれをきたす主な疾患の特徴を個別にみていきましょう．

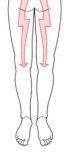 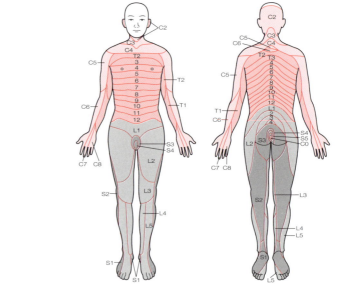

図9 脊柱管狭窄症を疑うしびれ　　図10 デルマトーム（Foerster, 1933）

✳ 脳血管障害

　全身の知覚は左右の脳で別々に支配されているため，右のみ，左のみなど片側の障害がある場合に疑います．特に，顔面を含む場合は，脳が原因の可能性が高くなります．顔面の知覚は脳から直接出る脳神経で支配されているためです．反対に，両側性のしびれがみられた場合，脳血管障害は否定的です．また，頭痛を伴う場合，めまい，ふらつきなどの神経症状を伴う場合も脳血管障害を疑う情報です．

✳ 脊柱管狭窄症

　脊柱管狭窄症では，脊髄神経が通るトンネルである脊柱管が狭くなり，神経が圧迫を受け血流が低下してしびれが出ます．しびれの部位として，臀部，下肢後面にかけて両側性にしびれが出ることが多いです（図9）．誘因として，間欠性跛行（→ **Q12**）も特徴的です．

✳ 椎間板ヘルニアによる神経根障害

　椎間板ヘルニアは突出した椎間板の一部が脱出して神経を圧迫する病態です．神経根を圧迫した場合は，デルマトーム（図10）に一致した分布をとること，神経根を圧迫する姿位（頸椎の場合は頸部後屈，腰椎の場合は下肢挙上）により増悪することが特徴的です．

　どの神経根が障害されているかを評価する時に用いられるのがデルマトームです．ただ，これを全部覚えるのは大変ですので，おおまかに以下のように覚えておくとよいでしょう．

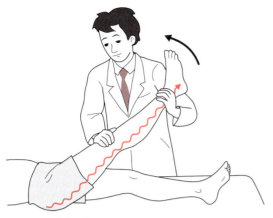

図11　下肢伸展挙上テスト
坐骨神経が障害されていると，大腿の後面〜下腿の外側〜足にかけて痛み・しびれを生じる．

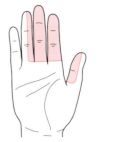

図12　手根管症候群のしびれ

【頸椎】
- 頸椎・上腕外側：C5
- 前腕外側（橈側）・親指：C6
- 中指：C7
- 小指・前腕内側（尺側）：C8

【腰椎】
- 下腿内側：L4
- 下腿外側・足背：L5
- 外顆（外くるぶし）〜足底：S1
- 大腿後面：S2

　腰部椎間板ヘルニアの簡単な診察法として，膝を伸ばしたまま足を持ち上げると，途中でこの部位（腰ではないので注意！）に痛み・しびれを生じる下肢伸展挙上テストがあります（図11）．

＊　手根管症候群

　手根管症候群は手関節にある手根管というトンネル内で，正中神経が圧迫されることにより起こります．**図12**のように末梢神経である正中神経の走行に一致した限局性のしびれです．しびれの範囲は人差し指，中指が中心で，親指，薬指の親指側まで広がることがありますが，小指はしびれません．

＊　糖尿病性神経障害

　多くの場合，両側対称性に四肢末梢（特に足）から病変が始まる，手袋靴下型の分布をとります（図13）．

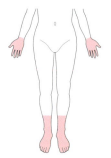

図13 糖尿病性神経障害のしびれ

Q6	しびれる場所はいつも同じですか？	いつも同じ ／ 一定ではない

　日によってしびれる場所が違う，しびれる場所が一定ではないのは，器質的な原因の可能性を下げる情報です．緊急性は高くないといえるでしょう．

Q7	しびれは突然始まり，1分以内にピークに達しましたか？	はい ／ いいえ
↳	突然発症の場合は，持続していますか？	はい ／ いいえ

※ 突然発症のしびれは血管病変を疑う！

　「突然始まったしびれが持続する」場合は脳梗塞，脳出血などの血管病変の可能性が上がり，早急に受診する必要があります．
　突然発症であっても持続時間が秒単位のしびれが片側性にみられる場合は，末梢性の神経痛を考えます．

Q8	しびれは絶え間なく続いていますか？	絶え間なく続いている ／ しびれがない時もある	
↳	しびれがない時もある場合，1回の持続時間と頻度は？	持続時間は？ _____	頻度は？ _____
Q9	しびれが始まった時といまを比べてどうですか？	増悪傾向 ／ 改善傾向 ／ 変わらない	

※ 増悪傾向は進行性病変を疑う！

　しびれが増悪傾向にある場合，進行性病変（変性疾患，自己免疫性疾患，腫瘍，感染症など）の可能性を考えます．

Q10	このようなしびれを経験するのは初めてですか？	初めて ／ 以前にもある

↳ 以前にもある場合，次のことを教えてください．	いつ？	程度は？	頻度は？	医療機関受診の有無は？有・無

いままでに経験したことのないしびれは，医師の評価が必要です．

Q11	しびれは特に朝に強いですか？	はい / いいえ

夜間は同じ姿勢でいることが多いので，末梢神経が物理的に圧迫されている状態（絞扼性）による単神経障害（手根管症候群など）は朝に増悪します．疑った場合は，しびれの分布（→ **Q5**）を確認してください．

Q12	しびれは歩くとひどくなり，休むと楽になりますか？	はい / いいえ

※ 「はい」の場合は間欠性跛行を疑う！

しばらく歩くと痛みやしびれを生じて歩けなくなり，少し休むと改善してまた歩けるようになる症状のことを間欠性跛行といいます．脊柱管狭窄症や末梢動脈疾患（下肢の血管が狭くなったり詰まったりして血流が悪くなる病気）でみられる症状です．

Q13	しびれ以外に，次の症状はありますか？	頭痛 / めまい / 体重減少 / 排尿・排便の障害 / 発疹

※ しびれ以外の症状がないか確認する！

「頭痛」または「めまい」を伴う場合は，中枢神経疾患の可能性があります．
「発疹」がある場合は，帯状疱疹が鑑別に挙がります．分布が片側性でデルマトームに沿う（帯状）のが特徴です．
「体重減少」がある場合は悪性腫瘍や血管炎などが鑑別に挙がります．
「排尿・排便困難，失禁」がある場合は，脊髄疾患の可能性を考えます．
このような随伴症状を伴う場合は，器質的疾患を評価する必要があるので，受診が必要です．

緊急度判断チェックリスト

見逃すな！

- 突然発症し持続するしびれ
- 頭痛またはめまいを伴うしびれ

→ 脳梗塞，脳出血などの中枢神経疾患の可能性があります．

- 増悪傾向のしびれ

→ 進行性の病変を疑います．

- 歩行，着替え，書字など日常生活に支障があるしびれ

→ 運動障害の症状です．

😣 体重減少，排尿・排便の障害，発疹のいずれかを伴うしびれ

→ これらの随伴症状を伴う場合は，器質的疾患を評価するため受診を勧めましょう．

これは安心！

😐 末梢神経の走行に一致した限局性で増悪傾向のない一過性のしびれ

→ 手根管症候群などが該当します．増悪傾向もなく，持続性でもなければひとまず様子をみてよいでしょう．症状が続く場合は受診を勧めましょう．

🙂 以下がそろっている場合
①年単位で増悪傾向がない
②しびれ以外の随伴症状を伴わない

→ 2つがそろっていれば，進行性の器質的疾患は考えにくいので，様子をみてよいでしょう．

医療機関を受診しない場合の対応

心配ないしびれであれば，その旨を説明し，安心してもらいましょう．

（松下　綾・前野哲博）

腹痛

※ **典型的な腸蠕動痛に当てはまるか確認を！**

　腹痛を訴える疾患は非常に多岐にわたります．消化管疾患，肝胆膵疾患，泌尿生殖器系疾患などが主な鑑別に挙げられますが，心血管疾患，呼吸器疾患が原因のこともあります．

　病歴だけでこれらの疾患を鑑別するのは難しいので，腹痛を訴える患者には，安心できる腹痛の条件に当てはまるかどうか確認しましょう．**安心できる痛みとは，腸蠕動による機能性の痛み**です．まずはこの痛みをしっかり判断できるようになりましょう．そして，それ以外の場合は，受診を勧めるという対応でよいと思います．

病歴はこう聞く！

Q1	いつからですか？	＿＿時間前 ／ ＿＿日前 ／ ＿＿週前 ／ ＿＿か月前 ／ ＿＿年前
Q2	痛みの強さは？	ごく軽度 ／ ややつらい ／ かなりつらい ／ 耐えられない
Q3	どんな痛みですか？（複数回答可）	差し込むような痛み ／ 鋭い痛み ／ ビリビリする痛み ／ 何となく重い感じ

※ **痛みのタイプによって病変部位を推測**

「鋭い痛み」を訴える場合，皮膚，筋肉，腹膜の病変による体性痛を考えます．
「重い感じ」と訴える場合，内臓の病変による内臓痛を考えます．

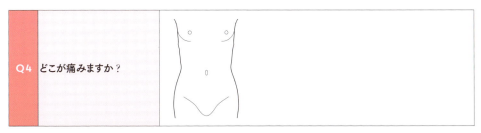

Q4	どこが痛みますか？

　記録や情報伝達の時に必要ですので，腹部の部位の名前を覚えて正確に使えるようにしておきましょう（**図14**）．

　腹痛の部位と原因に関しては，代表的なものとして以下が挙げられます．

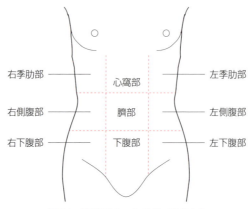

図14 腹部は9つに分けて覚えよう

- 右季肋部：胆嚢（胆石，胆嚢炎など）
- 心窩部：胃（胃潰瘍など）
- 左季肋部：膵臓（膵炎など）
- 臍部：消化管全般（胃腸炎など）
- 右下腹部：虫垂炎
- 左下腹部：下行～S状結腸（憩室炎など）
- 下腹部：泌尿生殖器系（尿閉，卵巣出血など）
- 側腹部：尿路系（尿路結石など）

　ただし，内臓痛は局在性に乏しいので，原因疾患は訴える部位より少し広めに鑑別を考える必要があります．また，心筋梗塞などの胸部疾患が，放散痛として心窩部痛を訴えることがあるので，鑑別に入れるのを忘れないようにしましょう．

Q5 腹痛が始まった時といまを比べてどうですか？	増悪傾向　/　改善傾向　/　変わらない

＊　次第に悪くなる腹痛は注意が必要

　増悪傾向がある場合，今後さらに症状が悪化する可能性があるので注意が必要です．
　増悪傾向か改善傾向か確認するために，腹痛が始まった時といまを比べて痛みの程度はどう変化しているか確認しましょう．例えば「昨日の夜はかなりつらい痛みだったが，いまは落ち着いている」というエピソードがあれば，改善傾向であると考えることができます．

Q6 痛みは突然始まり，1分以内にピークに達しましたか？	はい　/　いいえ

＊ 突然発症は要注意！

「症状が突然始まり，1分以内にピークに達した」場合，血管病変（上腸間膜動脈血栓症，大動脈解離など）を考えます．いずれも緊急で対応が必要になります．

Q7	腹痛は絶え間なく続いていますか？	絶え間なく続いている ／ 痛みがない時もある
↳	痛みがない時もある場合，1回の持続時間は？	＿＿＿秒くらい ／ ＿＿＿分くらい ／ ＿＿＿時間くらい

＊ 痛みの持続時間は重要な質問！

痛みが「絶え間なく続いている」場合は，痛みの原因が腸蠕動による機能性のものではなく，腫瘍や炎症などの器質的疾患がある可能性が高くなります．さらに，それが増悪傾向にある場合は，その病変が進行していることを示します．すぐに原因を突き止めて対処しないとさらに悪化する可能性があるので，早めに受診を勧めてください．その場合，持続時間の長さが鑑別に役立ちます．痛みがない時があれば可逆的な原因である可能性が高いので，比較的安心できる情報です．

＊ 持続時間により，病変部位を推測

反復性の場合，持続時間が数秒であれば神経痛を考えます．分単位であれば腸蠕動運動による痛み，数十分〜時間単位であれば結石（胆道，尿路）を考えます．

Q8	食事で腹痛に変化はありますか？	食べると楽になる ／ 食べると悪くなる ／ 変わらない

「食べると悪くなる」場合，消化で動きが活発になる臓器である胆道や消化器の疾患である可能性が高くなります．逆に「食べると楽になる」場合は，胃炎や消化性潰瘍を考えます．強い酸性を示す胃液が食事により薄まることで粘膜への刺激が和らぐからです．

Q9	排便で腹痛は楽になりますか？	楽になる ／ 変わらない

排便で腹痛が改善するのは腸蠕動による痛みの可能性が高く，比較的安心できる情報です．

Q10	歩くとお腹に響く感じはありますか？	はい ／ いいえ

＊ 歩くと響く時は，腹膜炎を疑う！

腹膜炎を起こしている場合，歩行時の着地の衝撃で痛みを訴えます．歩くと響く場合，虫垂炎や消化管穿孔などが進行して腹膜炎を起こしている可能性があります．

Q11	腹痛以外に，次の症状はありますか？	下痢 ／ 嘔気・嘔吐 ／ 発熱

※ 随伴症状の確認が緊急度の判定に重要！

　随伴症状の存在は，原因を絞り込むうえで非常に参考になります．「発熱」がある場合は，何らかの炎症が起こっていることを示す情報です．「下痢」を伴っていれば，消化管が原因である可能性が高くなります．

　虫垂炎の場合，「発熱」や「嘔気」を伴うことが多いですが，この出現には順番があります．虫垂は小指ほどの小さな臓器ですので，初期で炎症範囲が小さいうちは嘔気や全身の発熱をきたすことは稀なので，経過は腹痛 → 嘔気 → 発熱の順に進みます．

　「下痢」「発熱」を伴う腹痛で，日単位の経過であれば胃腸炎の可能性が高くなります．全身状態がよく，水分摂取に問題がなければ様子をみてよいでしょう．逆に，下痢を伴わない腹痛の場合は，安易に胃腸炎と判断しないようにしましょう．

緊急度判断チェックリスト

見逃すな！

- 突然発症で，30分以上持続する腹痛
  → 突然発症は破れる，詰まるのサインであり，上腸間膜動脈血栓症や大動脈解離などの緊急性の高い疾患の可能性があります．
- 歩くと響く腹痛
  → 腹膜炎を疑う症状です．
- 1時間以上絶え間なく続く腹痛
  → 腸蠕動痛とは考えにくく，内臓に何らかの障害をきたしている可能性が高いので，医師の評価が必要です．

これは安心！

- 分単位で反復する腹痛
  → 分単位で反復する（＝痛みがゼロになる）場合，腸蠕動による痛みであることが多く，比較的安心できる腹痛です．

医療機関を受診しない場合の対応

　受診せずに対応できそうな場合，胃腸炎症状であれば，胃腸薬，整腸薬などで様子をみてもよいですし，腹痛症状が強い場合は，鎮痙薬などで対応してもよいでしょう．

　現段階では医療機関を受診せず対応した場合も，悪化時にはすぐに受診するように伝えましょう．

（畔原　篤・前野哲博）

嘔気・嘔吐

※ 典型的な胃腸炎か確認を！

　嘔気・嘔吐というと，消化器系が原因で起こると考えがちですが，嘔気・嘔吐の鑑別疾患は非常に多岐にわたります．具体的には胃腸炎，虫垂炎などの消化管疾患の他，胆石，膵炎など肝胆膵疾患，脳腫瘍，髄膜炎など中枢性疾患，心筋梗塞や薬剤の副作用などでも嘔気・嘔吐が起きるので注意が必要です．

　比較的安心して対応できるのは，胃腸炎など消化管が原因で，通過障害や脱水がない嘔気・嘔吐であり，その条件に当てはまるかどうかを確認することが大切です．

病歴はこう聞く！

Q1	いつからですか？	＿＿時間前 / ＿＿日前 / ＿＿週前 / ＿＿か月前 / ＿＿年前

　時間単位〜日単位は感染症を疑わせる情報で，発熱，下痢を伴えば胃腸炎の可能性が高いです．週単位，月単位の発症であれば，悪性腫瘍の可能性を考慮する必要があります．

Q2	実際に吐きましたか？	吐いた / 吐いていない
↳	吐いた場合は，次のことを教えてください．	最後に吐いたのはいつか？ / いつ，何回くらい吐いたか？ / 吐物に血液や黒い物が混ざっていたか？ はい・いいえ
Q3	嘔気・嘔吐が始まった時といまを比べてどうですか？	増悪傾向 / 改善傾向 / 変わらない

※ 次第に悪くなる嘔気・嘔吐は注意が必要！

　嘔吐があった場合，最後に吐いたのはいつか，何回くらい吐いたかを確認することで，嘔吐がいまも続いているのか，落ち着きつつあるのかわかります．

　例えば「昨日の午前中は何回も吐いていたけど，今日は落ち着いている」というエピソードがあれば，改善傾向を確認することができます．増悪傾向がある場合，今後さらに症状が悪化する可能性があるので注意が必要です．

※ 吐物に血液が混ざっている場合は注意が必要！

吐物に血液が混ざっていた場合，消化管出血を疑います．血液は胃液に触れると黒くなるため，患者は黒い吐物(コーヒー残渣(ざんさ)様)と表現することがあるので注意しましょう．

Q4	現在の食事の量はどれくらいですか？	普段より多く食べている	普段と同じくらい食べている	減っているが，半分以上食べている	普段の半分以下	ほとんど食べられていない
↳	(「普段の半分以下」「ほとんど食べられていない」場合)水分摂取ができない状態が1日以上続いていますか？	はい / いいえ				

※ 水分も摂れない場合は，受診が必要！

嘔気・嘔吐により十分な水分が摂れない場合は，脱水をきたすことがあるため，食事と水分の摂取状況を必ず確認してください．

嘔気・嘔吐があっても普段の半分以上食事が摂れている人は，脱水はそれほど心配しなくてよいでしょう．「何日も前から(3日以上)」食事量が「普段の半分以下」あるいは「ほとんど食べられていない」という場合は，水分は摂れるかを確認しましょう．水分も摂れない場合は脱水になっている可能性があり，点滴が必要になることがあるため受診が必要です．

Q5	食事で嘔気・嘔吐に変化はありますか？	食べると楽になる / 食べると悪くなる / 変わらない

食べていないと落ち着かないのは，妊娠悪阻(つわり)によくある症状です．それ以外の嘔気は，ほとんどが食事で悪くなるので，妊娠可能年齢の女性でこのような病状を訴えた場合は，疑う必要があります．

Q6	嘔気・嘔吐以外に，次の症状はありますか？	下痢 / 腹痛 / 頭痛 / めまい / 発熱

※ 嘔気・嘔吐＋下痢は消化管に原因を考える

嘔気・嘔吐は消化管以外にもさまざまな原因を考える必要があるので，安易に胃腸炎と決めつけないようにしましょう．「嘔気・嘔吐＋下痢」の場合は，消化管に原因があることを強く示唆する情報です．

「嘔気・嘔吐＋腹痛」の場合は，膵炎，胆嚢炎，胆石，虫垂炎，腸閉塞の可能性があります．心窩部痛があり，圧痛がない場合は心筋梗塞を鑑別に挙げるのを忘れないようにしましょう．

「嘔気・嘔吐＋頭痛」の場合は，中枢性疾患の可能性を考える必要があります．この場合，頻度が高いのは片頭痛(→p29)です．片頭痛で説明できるエピソードで，過去にも

同じような発作があったことが確認できれば対症療法で様子をみてよいでしょう．「嘔気・嘔吐＋頭痛」で忘れてはいけないのは中枢神経系の疾患です．症状が突然起きる時は脳血管障害，増悪傾向があれば脳腫瘍が鑑別に挙がります．発熱も伴う場合は髄膜炎の可能性もあります．特に，下痢がない場合は注意が必要です．また，中枢性以外では，「嘔気・嘔吐＋頭痛＋目の充血」があれば急性緑内障発作を疑います．

「嘔気・嘔吐＋めまい」の場合は，めまいが原因による嘔気・嘔吐と考えます．めまいが起きると嘔吐中枢を刺激するため，同時に嘔気・嘔吐が起こりますが，逆に消化管疾患による嘔気・嘔吐でめまいを引き起こすことはないからです．

緊急度判断チェックリスト

見逃すな！

- 吐物に血液や黒いものが混ざっていた
→ 鮮血，またはコーヒー残渣様の黒色の吐物は消化管出血を疑います．
- 頭痛，発熱があり下痢を伴わない嘔気・嘔吐
→ 髄膜炎の可能性があります．
- 食事が摂れず，水分摂取ができない状態が1日以上続いている
→ 脱水をきたしている可能性があり，点滴が必要になることがあります．
- 日単位（3日以上）で続く増悪傾向の嘔気・嘔吐
→ 今後さらに病気が進行する可能性があります．

これは安心！

- 日単位の経過で下痢を伴い，水分が摂れる
→ 日単位の経過（3日以内）で，下痢を伴い（＝消化器），水分が摂れる（＝著明な脱水がない）場合，胃腸炎である可能性が高く，比較的安心です．

医療機関を受診しない場合の対応

胃腸炎と考えられる場合で，水分摂取が可能であれば，適切な経口補水液を案内し，その間は様子をみてよいでしょう．経口補水液は一度にゴクゴク飲むのではなく，「点滴のように」少量ずつ時間をかけて飲むようなイメージで摂るように勧めましょう．数日経っても改善しない場合や増悪する場合は，医療機関を受診するように伝えましょう．

（畔原　篤・前野哲博）

食欲不振・体重減少

※ 「食欲不振」と「体重減少」をあわせて確認！

体重減少の訴えがあった場合には，初めに食欲不振がないか確認しましょう．食欲不振があれば，食欲不振をきたした原因がそのまま体重減少の原因になります．同様に**食欲不振の訴えがあった場合には，体重減少の有無を確認**しましょう．体重減少を認めれば，食欲不振の強さ・期間がある程度以上続いていることを意味するので，受診を勧めたほうがよいでしょう．

病歴はこう聞く！

Q1	いつからですか？	＿＿日前 ／ ＿＿週前 ／ ＿＿か月前 ／ ＿＿年前

「日単位」の経過の場合，急性の感染症や消化器疾患などが鑑別に挙がります．「週単位」以上の経過の場合は，悪性腫瘍などの身体疾患やうつ病などの精神疾患の可能性が高くなります．

Q2	現在の食事の量はどれくらいですか？	普段より多く食べている ／ 普段と同じくらい食べている ／ 減っているが，半分以上食べている ／ 普段の半分以下 ／ ほとんど食べられていない

「ほとんど食べられていない」状態が何日も続いているような場合は，受診を勧めたほうがよいでしょう．短期間（日単位）であれば，食事の量が「普段の半分以下」であっても，水分が摂れていれば栄養補給は必須ではありません．長期にわたる食欲不振がある場合でも，体重が減っていなければ必要な栄養は摂取できていると考えられるので比較的安心できる情報です．一方，食欲不振に体重減少を伴っていれば，受診して原因を特定する必要があります．

Q3	（症状が週単位以上続く人は）気分が落ち込む，憂うつになる，または絶望的な気持ちになることはありますか？	はい ／ いいえ
↳	ある場合は，それが2週間以上ほぼ毎日続いていますか？	はい ／ いいえ

Q4	（症状が週単位以上続く人は）物事に対してほとんど興味がない，または楽しめないことはありますか？	はい ／ いいえ
↳	ある場合は，それが2週間以上ほぼ毎日続いていますか？	はい ／ いいえ

※ いずれかがある場合は受診が必要！

うつ病のスクリーニングの質問です．うつ病で食欲不振を主訴に来る患者がいることも忘れないようにしましょう．詳細は「うつ症状」を参照してください（→ p94）．

Q5	特に減量しようとしていないのに体重が減りましたか？	はい ／ いいえ
↳	はいの場合，どれくらいの期間にどれくらい減りましたか？	期間は？ ＿＿＿＿＿ ／ ＿＿＿ kg

医学的な体重減少とは，「通常の体重から過去6〜12か月で体重の5％以上（もしくは4.5 kg）の減少」と定義されています．なお，体重減少は必ず期間とセットで記録するようにしましょう．例えば「体重が3 kg減少した」といっても，1か月で3 kgなら問題ですが，5年で3 kgであれば，あまり病的意義はないでしょう．

体重減少の原因については，食欲不振を伴う場合はその原因がそのまま体重減少の原因になります．食欲不振がない場合は，甲状腺機能亢進症などの代謝の亢進か，糖尿病など，栄養の摂取や利用に障害がある病態を考えます．

Q6	発熱はありますか？	はい ／ いいえ
↳	はいの場合，体温は？	＿＿＿ ℃

体重減少に「発熱」を伴う場合は，慢性的な経過をとる結核などの感染症や，膠原病などの自己免疫疾患，悪性腫瘍などを考えます．

緊急度判断チェックリスト

見逃すな！

- 😟 抑うつ気分，興味の喪失のいずれかが2週間以上続いている
→ うつ病が疑われ，受診が必要です．
- 😟 特に減量していないのに5％以上の体重減少がある
→ 医学的に問題のある体重減少と考えて，原因精査のため，受診する必要があります．
- 😟 食事量が「普段の半分以下」に減っている状態が1か月以上続いている
- 😟 食事を「ほとんど食べられていない」状態が1週間以上続いている
- 😟 発熱を伴う体重減少がある

→ 原因精査のため受診が必要です．

これは安心！
😐 **食欲不振が 1 週間以上続いているが，体重は減少していない**
→ 自覚症状として食欲不振を訴えていても，体重が維持できていれば必要な食事量は摂取できていることを意味します．訴えが長引く時は受診を勧めてください．

医療機関を受診しない場合の対応

　食欲不振に対しては，健胃薬や消化薬などを勧めてもよいでしょう．緊急性が高くない場合は高カロリー食品などの摂取を勧めてもよいでしょう．

（畔原　篤・前野哲博）

下痢

※ 典型的な胃腸炎か確認を！

　鑑別を始める前に，まず**患者が訴える「下痢」は本当の下痢か**を考える必要があります．患者の訴える自称「下痢」の中には，生理的なものと考えられる1日1回のみの軟便を下痢と表現していることもあるからです．1日の排便回数と性状を確認して，患者がどのような状態を下痢と訴えているか，しっかりと聞き取る必要があります．

　下痢を主訴とする疾患には，**胃腸炎，薬剤性腸炎，過敏性腸症候群，大腸癌**などがあります．なかでも圧倒的に多いのは，ウイルス性腸炎や過敏性腸症候群です．

病歴はこう聞く！

Q1	いつからですか？	___時間前 ／ ___日前 ／ ___週前 ／ ___か月前 ／ ___年前

　下痢は，1～2週間以内に症状が軽快する急性下痢症と，4週間以上症状が持続する慢性下痢症に大別されます．

Q2	便の硬さはどうですか？	水のような便 ／ 泥のような便 ／ 軟らかいが形のある便

　通常の便中の水分量は50％程度ですが，これが80～90％になると泥状便，90％以上になると水様便になります．

Q3	便に血は混ざっていましたか？	混ざっていた ／ 混ざっていなかった
Q4	真っ黒い便が出たことはありますか？	はい ／ いいえ

※ 血便は一度は精査が必要！

　下痢の回数・症状の確認の際には血便の有無も聴取しましょう．排便時に「鮮血（赤い血）が混ざっている」場合は，下部消化管や痔からの出血を考えます．「黒色便」は胃などの上部消化管由来か，消化管に長くとどまっていた血便を意味します．いずれも，これまで医療機関で評価されていない場合は受診を勧めてください．

Q5	（下痢が2日以内の場合）下痢は何回くらいありましたか？	1回 / 2〜3回 / 4〜5回 / 6〜9回 / 10回以上
Q6	（下痢が2日以上の場合）下痢は1日何回くらいありますか？	1回 / 2〜3回 / 4〜5回 / 6〜9回 / 10回以上

　水様便が1回出ただけで下痢と思う人がいますが，1日3回以内であればあまり病的意義はありません．医学的に問題となる下痢は「水様便が頻回にあること」です．

Q7	（下痢が7日以上続く人は）下痢は毎日ありますか？	毎日のように下痢が出る / 下痢の日と普通便の日がある / 下痢の日と便秘の日がある

　「毎日のように下痢が出る」場合は，過敏性腸症候群（下痢型）や潰瘍性大腸炎などの慢性疾患，緩下剤の乱用を疑う情報です．「下痢の日と便秘の日がある」場合（交代性便通異常）は，過敏性腸症候群や大腸癌を疑う情報です．

Q8	下痢が始まった時といまを比べてどうですか？	増悪傾向 / 改善傾向 / 変わらない

＊　ピークを越えて改善しつつあれば，ひとまず様子をみてよい

　症状が「悪化している」場合は，症状がピークを越えて確実に軽快に向かうピークアウトを確認するまで目を離さないことが大切です．一方でピークを越えて「改善しつつある」場合，水分を摂れていて全身状態が良好なら様子をみてよいでしょう．

Q9	周囲に同じ症状の人はいますか？	はい / いいえ

＊　周囲の罹患情報は大切な情報！

　感染症を疑う場合，患者の家族や同僚などの周囲の罹患情報も大切な情報です．感染性の下痢の多くは経口感染であることから，同じ物を食べた人が同じタイミングで同じ症状を呈している場合，食中毒の可能性が高くなります．

Q10	1か月以内に海外旅行に行きましたか？	はい / いいえ

＊　旅行者下痢症も頭の片隅に！

　海外旅行後の下痢は，旅行者下痢症の可能性があります．海外渡航歴がある場合は，生水の摂取など飲食歴を確認しましょう．

Q11	原因として思い当たる食べ物はありますか？	はい / いいえ

※ 直前に摂取した物は食中毒の原因ではない！

　原因として思い当たる食べ物がある場合は摂取した時期（時間）も確認しましょう．患者は直前の食事を原因と考えがちですが，食中毒の中で最も短時間で発症する黄色ブドウ球菌でも1～6時間かかります．つまり，直前の食事は感染症による食中毒の原因にはなりえません．発症までの時間が長いものでは，カンピロバクターのように潜伏期間が1週間近くあるものがあります．つまり，5日前に食べた物が原因になることがあるということです．通常，何日も前の食事を正確に覚えている人は少ないので，食事の摂取歴で食中毒の原因を同定することは意外と難しく，むしろ周囲の情報（→ **Q9**）が参考になることが多いです．

Q12	（下痢が7日以上続く人は）ストレスがかかると下痢は悪化しますか？	悪化する ／ 変わらない

　ストレスで下痢が悪化する場合は，過敏性腸症候群の可能性があります．

Q13	食事は摂れていますか？	普段より多く食べている ／ 普段と同じくらい食べている ／ 減っているが，半分以上食べている ／ 普段の半分以下 ／ ほとんど食べられていない
↳	（「普段の半分以下」「ほとんど食べられていない」場合）水分摂取ができない状態が1日以上続いていますか？	はい ／ いいえ

※ 脱水に注意！

　下痢で食事も摂れず，水分もほとんど摂れていない場合は，点滴などによる補液が必要なので受診を勧めてください．

緊急度判断チェックリスト

見逃すな！

食事が摂れず水分摂取もできない状態が1日以上続いている
→ 脱水をきたしている可能性があるため，点滴が必要になることがあります．

便に血が混ざっていた，または真っ黒い便が出た
→ 痔，胃潰瘍，虚血性腸炎，炎症性腸疾患や大腸癌などを疑う所見で，受診が必要です．

1か月以上にわたり，水様便または泥状便が1日4回以上毎日のように続く
→ 長期にわたり下痢が持続している場合は，受診して原因を評価してもらうほうがよいでしょう．

これは安心!
- 😐 **1週間以内の経過で，食事を普段の半分以上食べている**
→ 食事がある程度摂れている場合，脱水の可能性も低いため，短期間であれば様子をみてよいでしょう．
- 🙂 **下痢の回数が3回以下**
→ 便が軟らかくても生理的なもので，病的意義は低いと考えられます．

医療機関を受診しない場合の対応

　緊急性が高くなければ，整腸薬などを服用して，様子をみるとよいでしょう．また脱水を防ぐために適切な補液の方法を案内しましょう．具体的には，市販の経口補水液などを，ペットボトル1本（500 mL）を1時間かけて少しずつ飲むようなイメージでゆっくり少量ずつ摂取するように伝えましょう．

　数日経っても改善しない場合や悪化する場合は，受診するように伝えましょう．

（畔原　篤・前野哲博）

便秘

※ まずは排便頻度と自覚症状の確認を！

　便秘とは本来体外に排出すべき便を十分量かつ快適に排出できない状態を指します．単に毎日排便がないだけで患者本人が不快感を伴っていなければ，特に治療する必要はありません．患者の中には，毎朝1回の軟らかいお通じがなければ便秘だと思っていることもあるので，その**患者が何を便秘と訴えているかを聞き取る**ことは重要です．

　便秘を訴える患者の多くは機能性便秘ですが，大腸癌，甲状腺機能低下症，うつ病，薬剤などが原因で便秘が起こることもあります．また，特に緊急性の高い病態として腸閉塞などがありますので，きちんとした評価が必要です．

病歴はこう聞く！

Q1	いつからですか？	＿＿＿日前　／　＿＿＿週前　／　＿＿＿か月前　／　＿＿＿年前
Q2	排便の頻度は？	毎日ある　／　おおよそ＿＿＿日に1回程度
Q3	最後に排便があったのはいつですか？	今日　／　昨日　／　＿＿＿日前

※ 排便の頻度は正確に聴取する！

　問診では，排便状況と時間の経過を正確に聴取する必要があります．なかには，毎日排便がないことを便秘と思い込んで受診することがあるので，正確に把握するために，排便頻度は「2日に1回」のように，数字で表せるように情報を集めましょう．

Q4	普段の排便はどうですか？	いつも便秘である	時々便秘である	便秘の時と下痢の時がある	普段はほとんど便秘ではない

　便秘の患者の90％は明らかな原因が特定できない機能性便秘です．その場合，普段から便秘を認めることが多いので，過去に便秘の経験がなく新規に発症した場合は，大腸癌などの身体疾患がないか評価する必要があるため，一度は精査することを勧めましょう．「便秘の時と下痢の時がある」場合（交代性便通異常）は，過敏性腸症候群や大腸癌を疑う情報です．

Q5	便に血は混ざっていましたか？	混ざっていた　／　混ざっていなかった
Q6	真っ黒い便が出たことはありますか？	はい　／　いいえ

　症状を確認する際には血便の有無も聴取しましょう．「排便時に鮮血（赤い血）が混ざっている」場合は，下部消化管や痔からの出血を考えます．また，「黒色便」は血液が消化管に長くとどまっていたことを意味し，上部消化管からの出血を疑う情報です．いずれもいままで医療機関で評価されていない場合は受診を勧めてください．

Q7	お腹が張ってつらい感じや，便が残っている感じはありますか？	いつもある　／　時々ある　／　ない			
Q8	食事は摂れていますか？	普段より多く食べている	普段と同じくらい食べている	減っているが，半分以上食べている	普段の半分以下	ほとんど食べられていない
Q9	1日以内にガスは出ましたか？	出た　／　出ていない			
Q10	便秘以外に，次の症状はありますか？	嘔吐　／　腹痛　／　体重減少			
Q11	このような便秘を経験するのは初めてですか？	初めて　／　以前にもある			
Q12	（便秘が長期的に続く人は）便秘が始まった時といまを比べてどうですか？	増悪傾向　／　改善傾向　／　変わらない			

※　排ガスのない便秘は危ない！

　食欲があり，腹部膨満感などの不快な症状がなければ，3日に1回程度の排便でも医学的には問題ありません．便の回数だけで便秘と判断しないようにしましょう．
　通常，便秘でも排ガスはあるため，「1日以上排ガスがなく嘔吐と腹痛がある」場合は，腸閉塞が疑われます．すぐに受診を勧めてください．

緊急度判断チェックリスト

見逃すな！

嘔吐と腹痛を伴い，1日以上排ガスがない便秘
→ 腸閉塞の疑いがあるので，すぐに受診を勧めてください．

便に血が混ざっていた，または真っ黒い便が出た
→ 血便の最も多い原因は痔です．しかし，なかには大腸癌などの重篤な疾患が隠れている可能性もあるので，精査が必要です．

初めて経験する便秘
→ 便秘は習慣性であることが多いので，これまで便秘がなかった人が新規に発症した場合は，器質的疾患の評価が必要です．

- 😟 **体重減少を伴う便秘**
  - → 消化管の機能障害が長期に続いていることを意味します．悪性腫瘍などの鑑別が必要ですので，受診を勧めてください．

これは安心！
- 😊 **毎日の排便はないが，食事が普通に摂れていて，不快感がない**
  - → 毎日排便がなくても食事が普通に摂れていて，患者本人が困っていなければ治療する必要はありません．
- 😊 **何年も前から便秘があり増悪傾向がない**
  - → 最も頻度の高い機能性便秘である可能性が高いです．

医療機関を受診しない場合の対応

便秘の患者に対応する場合，生活指導としては，朝食により，胃・結腸反射が作動して排便が誘発されるので，朝食を欠かさず摂ることを勧めましょう．

食事指導としては，一般的には食物繊維の摂取が勧められます．しかし，食物繊維を摂るとかえって腹部膨満感が増す，という人には無理に勧めないようにしましょう．

便秘と下痢が交代性に出現する患者は，下剤により下痢が悪化することがあるので，市販薬を使用する場合は，マイルドな緩下剤を用い，刺激性下剤は勧めないようにしましょう．

（畔原　篤・前野哲博）

めまい

※ まずはめまいのタイプの確認を！

めまいと一口にいっても，「ぐるぐる回る（回転性）」「ふわふわする（浮動性）」や「血の気が引く感じがする（前失神）」など3つのタイプがあります．鑑別診断を考える際には，回転性であれば内耳性疾患をまず考える必要がありますし，浮動性であれば小脳疾患，前失神であれば循環器疾患というように，タイプによって鑑別疾患の順位は大きく異なります．集めるべき情報も変わってきますので，まず，**どのタイプに当てはまるのか，しっかり話を聞き**ましょう．

病歴はこう聞く！

Q1	いつからですか？	＿＿時間前 ／ ＿＿日前 ／ ＿＿週前 ／ ＿＿か月前 ／ ＿＿年前

いつからなのか，症状のあった期間を確認しましょう．

Q2	どんなめまいですか？	景色がぐるぐる回るようなめまい（回転性） ／ 身体がふわふわ浮くようなめまい（浮動性） ／ 血の気が引くような，立ちくらみのようなめまい（前失神）

※ めまいの性状は，鑑別疾患の絞り込みに重要！

めまいの性状は3つに分類されます．回転性（景色がぐるぐる回るようなめまい），浮動性（身体がふわふわ浮くようなめまい），前失神（血の気が引くような，立ちくらみのようなめまい）のいずれであるかを判断します．なお，患者が自覚しているめまいを言語化するのは難しく，明確に3つのどれかに区別できないこともあるので，その場合は少し広めに考えるようにしましょう．特に浮動性はあまりはっきりとしない症状で，回転性や前失神の軽い状態のことがあるので，注意が必要です．

Q3	（「回転性」「浮動性」の人は）めまい以外に，次の症状はありますか？	頭痛 ／ 麻痺 ／ しびれ ／ 耳鳴り，難聴，耳閉感
↳	ある場合は，同時に始まりましたか？	同時である ／ 同時でない

＊ めまいと同時発症の頭痛，神経症状は危険！

　回転性または浮動性のめまいを確認したら，随伴する神経症状(頭痛，麻痺，しびれなど)や蝸牛症状(耳鳴り，難聴，耳閉感)の有無を確認しましょう．なお，もともと難聴や頭痛持ちということもあるので，めまいと同時に始まったかどうかを必ず確認してください．「めまい＋神経症状(頭痛，麻痺，しびれ)」の場合は中枢性を疑います．「めまい＋蝸牛症状」がある場合は聴覚と平衡感覚が同時に障害されているので，内耳または内耳神経の障害(突発性難聴やメニエール病など)の可能性を考えます．中枢性あるいは内耳性を疑う場合は，原因に対する治療が必要になるので受診を勧めましょう．

Q4	(「前失神」または「浮動性」の人は)めまい以外に，次の症状はありますか？	胸痛 / 動悸 / 黒色便 / 目の前が暗くなる / 意識消失
↳	意識消失があった場合，時間はどれくらいでしたか？	数秒 / 数分 / 10分以上

＊ めまいと同時に胸痛，動悸は心原性失神の可能性！

　前失神は失神を「起こしかけた」状態を示しています．つまり，失神する直前で踏みとどまることのできた状態ですので，鑑別すべき疾患は一時的に意識を失う失神と全く同じです．

　「胸痛」「動悸」を伴う場合，心臓が原因の失神(心原性失神)を疑う情報です．「黒色便」は消化管出血を疑います．いずれも緊急で受診する必要があります．

　「目の前が暗くなる(眼前暗黒感)」は，脳の一時的な虚血を意味しています．「意識消失」があった場合は，「前失神」でなく「失神」を起こしていたということになります．いずれも，以前に評価されていなければ，すぐに受診を勧めたほうがよいでしょう．

Q5	めまいは絶え間なく続いていますか？	絶え間なく続いている / めまいがない時もある	
↳	めまいがない時もある場合，1回の持続時間と頻度は？	持続時間は？_____	頻度は？_____

＊ めまいの正確な持続時間を把握する

　めまいが「ずっと続く」と訴えていても，実際には持続性ではなく，短い時間のめまいが反復していることがよくあります．1回のエピソードの持続時間は，安心できるめまいである良性発作性頭位めまい症(BPPV)では「1分以内」，突発性難聴は「数時間～数日」，メニエール病は「20分～12時間」と，疾患により異なるので，持続時間の確認は鑑別に大きく役立ちます．

Q6	めまいは突然始まり，1分以内にピークに達しましたか？	はい / いいえ

3章　症状聞き方ガイド─めまい

＊ 突然発症は緊急性の高い疾患の可能性あり！

めまいが突然発症（1分以内）で，かつ持続している場合は，突発性難聴や前庭神経炎のこともありますが，小脳出血や椎骨脳底動脈解離などの血管病変を疑う情報でもあるので，すぐに受診を勧めてください．

Q7	めまいが始まった時といまを比べてどうですか？	増悪傾向 / 改善傾向 / 変わらない

＊ 増悪傾向は進行性病変の可能性！

めまいが増悪傾向であることは，進行性の病変があることを示唆する病歴です．受診を勧めたほうがよいでしょう．

Q8	頭を動かすとめまいが悪化しますか？	悪化する / 変わらない
Q9	安静時にめまいはありますか？	はい / いいえ
Q10	（「回転性」「浮動性」の人は）普通に歩けますか？	普通に歩ける / 少しふらつくが歩ける / めまいがして歩けない

＊ BPPV に合致するめまいか確認する！

回転性めまいのうち，最も頻度が高く，病歴でほぼ診断ができ，安心できるのはBPPVです．キーワードは「頭位変換時のみに出現（安静時には消失）」する「持続時間は1分以内」で「嘔気以外の随伴症状を伴わない」回転性のめまいです．特に，「頭を動かした時だけめまいが出現し，安静時で消失する」という病歴は，こちらから質問しないと聞き出せないことが多い（着替えようとしてもトイレに行こうとしてもめまいがするので，患者は「ずっと」めまいがすると訴える）ので，しっかり確認してください．

Q11	どんな時にめまいが起きますか？	立ち上がった時 / 激しい感情変化，精神的ショック，興奮した時 / 排便などでいきんだ時 / 寝返りを打った時 / 思い当たるものはない

＊ めまいが起きる状況を確認する！

「立ち上がった時」にめまいがあるのは，起立性失神の特徴です．その原因の1つとして貧血＊があるので，疑った場合は消化管出血などの原因の精査をするために，受診を勧めてください．

※一般の人は前失神のことを「貧血」と表現することがありますが，医学的な貧血とは，ヘモグロビン濃度が減少した状態で，成人男性 13.0 g/dℓ 以下，成人女性 12.0 g/dℓ 以下のことをいいます．確かに貧血の人は前失神をよく起こしますが，前失神そのもののことではありません．医師などへの情報伝達を行う時は，用語の使用に注意しましょう．

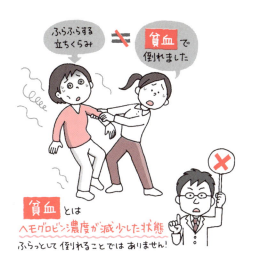

　「激しい感情変化，精神的ショック，興奮した時」や「排便などでいきんだ時」など，ある特定の状況の時に前失神または失神があった場合は，神経調節性失神の可能性が高くなります．また「寝返りを打った時」に起きる回転性めまいは，頭位変換でめまいが悪化するBPPVの特徴です．

Q12	このようなめまいを経験するのは初めてですか？	初めて ／ 以前にもある			
↳	以前にもある場合，次のことを教えてください．	いつ？	程度は？	頻度は？	医療機関受診の有無は？ 有・無

　普通に歩けるということは，失調がないことを示しており，中枢性めまいの可能性を下げる情報です．病歴がBPPVに合致していて歩行に問題がなければ，安心できるめまいである可能性が高くなります．

緊急度判断チェックリスト

見逃すな！

- めまいと同時に頭痛，麻痺，しびれのいずれかを伴う
→ 中枢性めまいを疑ってすぐに受診する必要があります．
- 胸痛，動悸，黒色便を伴う前失神
→ 消化管出血を疑う所見のため，すぐに受診する必要があります．
- 初めて経験する前失神
→ 一度は医療機関で評価したほうがよいので，受診を勧めてください．
- 突然発症（1分以内）で持続するめまい
→ 血管病変を疑うサインです．
- めまいと同時に耳鳴り，難聴，耳閉感を伴う

→ 内耳障害（突発性難聴やメニエール病）の可能性を考えます．早めに受診を勧めてください．

😟 安静時も持続するめまい

→ 安心できるめまいである BPPV は，めまいは頭位変換時のみであることが条件です．安静時にもめまいがある場合は，精査する必要があります．

😟 増悪傾向のめまい

→ 増悪傾向のめまいは，進行性の病変があることを示唆する病歴です．

これは安心！

😐 ①頭位変換時のみに出現（安静時には消失）する，②持続時間が 1 分以内で，③嘔気以外の随伴症状を伴わない，④普通に歩ける，回転性のめまい

→ 上記の要件をすべて満たす典型的な BPPV は，様子をみてよいでしょう．

医療機関を受診しない場合の対応

めまいはその症状に不安を覚えることが多く，患者は「脳卒中では？」などと重篤な疾患を心配している場合が多いです．BPPV であれば，安心して様子をみてよいことをお伝えしましょう．ただし，典型的な BPPV から少しでもはずれるようであれば，受診するように伝えましょう．

（佐藤卓也・前野哲博）

不眠

※ 就寝・起床の時刻，睡眠時間と不眠のタイプを確認する

患者が不眠を訴えた場合は，まずは，**就寝・起床時刻や生活習慣を確認**します．患者が不眠を訴えていても，生理的な睡眠は十分確保されていることもあるからです．さらに，**入眠障害，中途覚醒，早朝覚醒，熟眠障害**のいずれかを考えます．これは，薬物療法を行う場合の薬剤の選択にもつながっていきます．

病歴はこう聞く！

Q1	いつからですか？	___日前 / ___週前 / ___か月前 / ___年前

不眠が急性なのか，慢性なのかを確認しましょう．

Q2	どのように眠れないのですか？（複数回答可）	なかなか寝付けない / 途中で何度も目が覚める / 早い時間に目が覚めてその後眠れない / ぐっすり寝た気がしない

不眠の性状は，入眠障害，中途覚醒，早朝覚醒と熟眠障害に分類できます．薬物療法を行う場合の薬剤の選択は，不眠のパターンにより異なってきます．例えば，入眠障害であれば超短時間作用型を選択するなど，薬剤の選択と関係してくるのでしっかりと確認しましょう．

Q3	不眠は週に何日くらいありますか？	週6日以上 / 週3～5日 / 週1～2日 / 週1日未満
Q4	夜布団に入って電気を消す時間と朝目が覚める時間は？	夜電気を消す時間 ___時頃 / 朝目が覚める時間 ___時頃 / 決まっていない
Q5	平均的な睡眠時間は？	___時間

睡眠は十分とれているのに，思う時間に寝て思う時間に起きられないという不満を「不眠」として訴える方もいるので，就寝・起床時刻をしっかり確認しましょう．例えば「朝3時に目が覚めてしまい，朝までぐっすり眠れない」と訴える方がいても，就寝時刻を確認すると19時で，8時間睡眠がとれていることなどがあります．このような方は生活リズムを整えることに注力しましょう．生理的な睡眠は6時間あれば十分で，これ

を睡眠薬で安易に延ばすのはよいことではありません．

Q6	睡眠中に（10秒以上）呼吸が止まっていると言われたことはありますか？	はい ／ いいえ

　睡眠を観察できる家族や介護者がいれば，尋ねてみましょう．睡眠中に呼吸が止まることがあれば睡眠時無呼吸症候群の疑いがあるので，受診を勧めましょう．

Q7	昼間に居眠りをしてしまうことはありますか？	よくある（週4回以上） ／ たまにある（週1〜3回） ／ あまりない（週1回未満） ／ ほとんどない（月1回未満）

　昼間の居眠りが多い場合や，大事な会議や車の運転中などにも昼間の眠気がある場合は，睡眠時無呼吸症候群を疑います．

Q8	不眠以外に，次の症状はありますか？（複数回答可）	いびき ／ 日中の眠気 ／ 集中力低下 ／ 強い疲労感 ／ 足がむずむずする感じがあり，動かさずにいられない ／ 不随意運動（身体が勝手にピクッと動く）

　「いびき」「日中の眠気」「集中力低下」「強い疲労感」がみられる場合，睡眠時無呼吸症候群の可能性があります．寝ようとすると，足がむずむずする感じや，足がつったり痛痒い感じがして，足を動かさずにいられないエピソードは，レストレスレッグス症候群（むずむず脚症候群）に特徴的です．睡眠中，「不随意運動（下肢に繰り返し筋収縮や蹴るような運動）」がみられる場合は，周期性四肢運動障害の可能性があります．

Q9	気分が落ち込む，憂うつになる，または絶望的な気持ちになることはありますか？	はい ／ いいえ
↳	ある場合は，それが2週間以上ほぼ毎日続いていますか？	はい ／ いいえ
Q10	物事に対してほとんど興味がない，または楽しめないことはありますか？	はい ／ いいえ
↳	ある場合は，それが2週間以上ほぼ毎日続いていますか？	はい ／ いいえ

　うつ病のスクリーニングの質問です．不眠の原因にうつ病が隠れている場合があることを忘れないようにしましょう．抑うつ気分（**Q9**），興味の喪失（**Q10**）のうち，両方もしくはいずれかが陽性で，かつそれが2週間以上ほぼ毎日続いていたら，うつ病の可能性があるので受診を勧めましょう（→ p94）．

Q11	コーヒーやお茶などのカフェインを含む飲料をよく飲みますか？	はい ／ いいえ
Q12	寝る前に飲酒することはありますか？	はい ／ いいえ

カフェインやアルコールは，就寝前の摂取を控えるよう勧めましょう．

緊急度判断チェックリスト

見逃すな！

☹ **抑うつ気分，興味の喪失のいずれかがある**
→ 抑うつ気分（**Q9**），興味の喪失（**Q10**）のうち，両方もしくはいずれかが陽性で，それが 2 週間以上ほぼ毎日続いていたら，うつ病の疑いがあるので受診が必要です．

☹ **足がむずむずする感じがあり，動かさずにいられない**
→ レストレスレッグス症候群（むずむず脚症候群）の可能性があります．

☹ **睡眠時無呼吸（10 秒以上），日中の眠気，集中力低下，強い疲労感がある**
→ 睡眠時無呼吸症候群の疑いがあるので受診を勧めましょう．

これは安心！

☺ 睡眠時間によらず日中の生活に支障（日中の眠気，集中力低下，強い疲労感）がない

☺ 毎日 6 時間以上良質な睡眠がとれていて，日中も眠くない

→ 不眠症は睡眠時間で決まるものではありません．睡眠時間には個人差もあります．睡眠時間が短くても，そのことが苦痛をきたしておらず，日常生活に支障がなければ，心配ないでしょう．

医療機関を受診しない場合の対応

生活習慣の改善を考える場合，次の点をアドバイスするとよいでしょう．
- なるべく定期的に運動しましょう
- 寝室環境（光，音，温度など）を整えましょう
- 規則正しい生活を心がけましょう
- 就寝前に水分を摂りすぎないようにしましょう
- 就寝の 4 時間前からはカフェインの入ったものは摂らないようにしましょう
- 就寝前の飲酒・喫煙は控えましょう
- 昼間の悩みを寝床に持っていかないようにしましょう
- 眠くなってから就床し，毎日同じ時刻に起床しましょう

〔厚生労働科学研究・障害者対策総合研究事業「睡眠薬の適正使用及び減量・中止のための診療ガイドラインに関する研究班」および日本睡眠学会・睡眠薬使用ガイドライン作成ワーキンググループ（編）：睡眠薬の適正な使用と休薬のための診療ガイドライン．p9，2013 をもとに作成〕

（佐藤卓也・前野哲博）

物忘れ

❋ 生理的なものと疾患を鑑別する！

物忘れでは，加齢に伴って起こる生理的な物忘れと，アルツハイマー病などの認知症をしっかり分けることが大切です．物忘れの原因となる鑑別疾患の中には，脳血管障害などの治療可能な疾患もあるので，見逃さないようにしましょう．

客観的な状況の把握には周囲からの情報がとても重要なので，本人からの情報に加えて，できるだけ家族など周囲の人にも確認するようにしましょう．

病歴はこう聞く！

Q1	いつからですか？	___時間前 / ___日前 / ___週前 / ___か月前 / ___年前

❋ 急におかしくなった場合は，治療可能な原因がないか評価！

認知症は脳血管性を除き，基本的に年単位でゆっくりと進む病態です．短期間（週単位以内）で様子がおかしくなった場合は脳血管障害，慢性硬膜下血腫，薬剤性，感染症などの治療可能な原因がないか，評価する必要があります．

Q2	（家族などに聞く場合）今日の日付や季節を正しく言えないことはありますか？	はい / いいえ
↳	（本人に聞く場合）今日は何月何日ですか？季節は何ですか？（質問者が判断する）	正しい / 正しくない
↳	（正しく答えられなかった場合）自宅の住所と電話番号を教えてください．	正しい / 正しくない
Q3	通い慣れた道で迷うことはありますか？	はい / いいえ

時間や方向感覚が失われることは認知症の特徴です．認知症では，短期記憶のほうが障害されやすく，長期記憶は保たれやすいので，今日の日付や季節は正しく答えられなくても，長期間変わらない住所や生年月日，昔の出来事は正しく答えられるのが特徴です．

Q4	以前できていた家事や機械の操作ができなくなったことはありますか？	はい ／ いいえ

料理や録画の操作など，これまでできていた一連の動作や段取りができなくなる，などのエピソードは，認知症の特徴的な症状の1つである遂行機能障害を疑わせる情報です．

Q5	昨日の出来事をすっかり忘れてしまうことがありますか？（例：夕食を食べたことを覚えていない，など）	はい ／ いいえ

＊ エピソード記憶そのものが障害されていれば，認知症を疑う！

生理的な物忘れでは，細かいことはすぐに思い出せなくても，外出した，食事したなどの出来事（エピソード）そのものを忘れてしまうことは稀です．もし，これが障害されている場合は認知症の可能性が高くなります．例えば，昨日の夕食を食べたことは覚えているけれども，何を食べたか思い出せない（この場合，多くは「○○を食べたでしょう」と指摘すると思い出せる）ことは生理的な物忘れでも認められますが，夕食を食べたことを思い出せない（こちらから指摘しても全く覚えていない，または否定する）場合，認知症の疑いが高くなります．

Q6	（患者に口頭で質問してください）いまから私の言う言葉を繰り返してください．（1つずつゆっくり区切りながら）「桜，ねこ，電車」はい，どうぞ．（回答の後）この言葉は後でもう一度お聞きしますので，覚えておいてください．	3つすべて言える ／ 1～2つ言える ／ 1つも言えない
Q7	（患者に紙と筆記用具を渡してください）この紙に針のタイプの（デジタルではない）時計を書いてもらいます．まず，1～12の数字を入れてください．次に，11時10分を示す針を書いてください．	正しく，バランスよく書ける ／ 内容・バランスに問題がある
Q8	（患者に口頭で質問してください）先ほど（Q6で）私が言った言葉をもう一度言ってください．	3つすべて言える ／ 1～2つ言える ／ 1つも言えない

＊ 短時間でできる認知症のスクリーニングを行う！

Q6～Q8は，認知症の特徴的な症状である短期記憶障害，失認を確認するための質問です．**Q6**で，お互いに関連のない3つの単語を繰り返してもらうことで，記銘（新しい情報を取り込むこと）ができるかを，**Q8**ではその記憶を保持できるかをみる質問です．

文字盤の配列に正確さがない

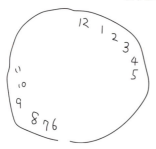 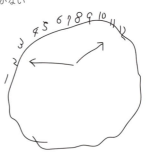

長針と短針の区別ができない　　　　数字が描けない，○が描けない

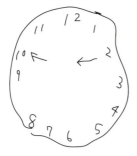 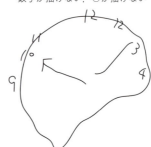

図15　問題のある時計描写の例

　Q7の時計描写は失認（視覚，聴覚，触覚に異常はないのに，物を認識できない状態）の検査です．**図15**は，問題のある時計描写の例です．
　Q8は，言葉が3つとも言えれば認知症は否定的です．言葉が1～2個で時計描写に問題がある場合，言葉が1つも言えない場合は認知症の可能性があります．

緊急度判断チェックリスト

見逃すな！
　😟 急に週単位以内で進行する物忘れ
　→ 治療可能な疾患の可能性があるので精査が必要です．

これは安心！
　🙂 Q1～Q8がすべて問題なく，急性に発症・増悪していない
　→ 生理的な物忘れが考えられます．

（松下　綾・前野哲博）

腰痛

※ 1週間様子をみてよい腰痛か？

　急性の腰痛で最も多いのは，いわゆるぎっくり腰と呼ばれる急性腰痛症です．この疾患は，1週間以内に明らかに改善傾向を示し，2週間以内に軽快することがほとんどなので，経過観察のみで対応可能です．ただ，腰痛の原因は筋骨格系だけとは限らず，内科的な原因で腰痛が起きることもありますし，重大な疾患が隠れていることもあります．これらの事情を考慮すると，急性の腰痛への対応としては，まず**1週間様子をみても大丈夫か，つまり「待てる腰痛」かどうかを判断**します．待てる腰痛であれば1週間待ってみて，自然軽快すればそのまま経過観察，痛みが続くようであればその時点で精密検査を開始する，つまり受診を勧めるということになります．

　1週間待てない，緊急性の高い疾患には，例えば大動脈解離や化膿性脊椎炎があります．まずは，このような**緊急性の高い疾患を除外することが重要**になります．

病歴はこう聞く！

| Q1 | いつからですか？ | ____時間前　/　____日前　/　____週前　/　____か月前　/　____年前 |

※ その腰痛は急性発症か？2週間以上持続しているか？

　急性の経過をとる腰痛の多くは，ぎっくり腰（急性腰痛症）です．この場合，1週間待てばほとんどの人がよくなるので，急性の腰痛が2週間を超えて持続している場合はさまざまな疾患を鑑別していく必要があります．これまでに受診したことがなければ，受診を勧めたほうがよいでしょう．

| Q2 | 痛みの強さは？ | ごく軽度　/　ややつらい　/　かなりつらい　/　耐えられない |

| Q3 | どこが痛いですか？ | 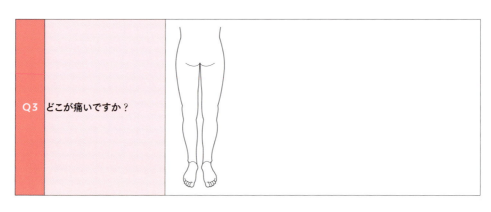 |

※ 椎間板ヘルニアの痛みは，足に放散する！

　主に片側性に大腿後面，下腿外側，足にかけて痛む場合は，腰椎椎間板ヘルニアなどよる坐骨神経痛を，臀部から下肢にかけて両側性に痛む場合は，脊柱管狭窄症を疑います．また尿路結石や腎盂腎炎の腰痛は片側性です．

| Q4 | 何をしている時に痛くなりましたか？ | 転んだり，ぶつけたりした時　／　重いものを持ったり，強い運動をした時　／　軽い動作をした時　／　長時間同じ姿勢でいた時　／　思い当たる原因はない |

※ ぎっくり腰は，軽い動作でも発症する！

　ぎっくり腰は落ちているものを拾うなどのごく軽い動作でも発症することがあります．重いものを持ったなどの原因は，診断に必須ではないので注意してください．

| Q5 | 痛みは突然始まり，1分以内にピークに達しましたか？ | はい　／　いいえ |

　突然発症する痛みは，物理的な変化（破れる，詰まる，など）を示す情報です．筋骨格系の異常であれば体動による痛みの変化を伴うので，もし体動で変化しない痛みが突然発症した場合は，大動脈解離などの血管病変を疑います．

| Q6 | 腰痛が始まった時といまを比べてどうですか？ | 増悪傾向　／　改善傾向　／　変わらない |

※ 増悪傾向のある腰痛は要注意！

　外傷を含めて筋骨格系の原因の多くは，発症時が最も強く，その後だんだん改善していく経過をとります．腰痛発症後，次第に増悪する場合，炎症や腫瘍などの筋骨格系以外の原因を考える必要があります．

Q7	痛みは絶え間なく続いていますか？	絶え間なく続いている　/　痛みがない時もある　/　痛みは1回のみ
↳	痛みがない時もある場合，1回の持続時間と頻度は？	持続時間は？ _____ 　/　頻度は？ _____
↳	痛みは1回のみの場合，持続時間は？	_____

　痛みが反復している場合，痛みを感じない時期があるということは，重篤で進行性の病変である可能性は低いことを示しています．

Q8	身体を動かすと痛みが変化しますか？	動かすと痛みが強くなる　/　動かしても動かさなくても変わらず痛い
Q9	安静時の痛みはありますか？	はい　/　いいえ

※　体動で変化せず持続する腰痛は内臓疾患を疑う！

　通常，筋骨格系の痛みは体動時と安静時で明らかに強さが異なるか，安静時には痛みがないのが特徴です．したがって安静時にも体動時と同じように痛みがあった場合は，大動脈解離や膵炎，尿路結石などの内臓疾患を疑って精査をする必要があります．

Q10	足のしびれや痛みはありますか？	はい　/　いいえ

　腰痛と同時期に，足のしびれや痛みなどの下肢神経症状が生じた場合，悪性腫瘍やヘルニアなどによる圧迫で，脊髄や神経根，末梢神経に病変が及んでいる可能性があります．しびれが急性発症あるいは急速に進行している場合は，すぐに治療が必要になるので，急いで受診してもらいましょう．

Q11	足のしびれや痛みは歩いているとひどくなり，休むと改善しますか？	はい　/　いいえ

　足のしびれや痛みが歩いているとひどくなり，休むと改善するのは間欠性跛行です（→ p51）．間欠性跛行は脊柱管狭窄症，末梢性動脈疾患の特徴です．

Q12	腰痛以外に，次の症状はありますか？	発熱　/　排尿・排便困難　/　上気道症状（咽頭痛，鼻汁，咳）

　腰痛に「発熱」を伴う場合は，ウイルス性の感冒に伴う全身症状の1つでなければ，脊椎炎や腎盂腎炎などの炎症を考える必要があります．「排尿・排便困難」は脊髄病変や膀胱直腸障害を疑う必要があり，緊急に評価が必要です．

緊急度判断チェックリスト

見逃すな！

✕ 急性に発症した，下肢の神経症状（しびれなど）を伴う腰痛
→ 脊髄に病変が及んでいる可能性があり，急速に麻痺が進行する可能性があるので，急いで受診する必要があります．

✕ 排尿・排便困難を伴う腰痛
→ 脊髄病変を疑う所見であり，評価が必要です．

✕ 安静時痛のある急性の腰痛
→ 尿路結石，膵炎，腎盂腎炎など，内臓疾患の可能性があるので，急いで受診する必要があります．

△ 発熱があり，上気道症状（咽頭痛，鼻汁，咳）を伴わない腰痛
→ 脊椎炎や腎盂腎炎を考える必要があります．

△ 急性発症ではない，下肢の神経症状（しびれなど）を伴う腰痛
→ 慢性的な経過であっても，下肢のしびれなどの神経症状を伴う場合，いままで受診したことがなければ受診を勧めてください．

これは安心！

😐 下肢のしびれを伴わず，かつ安静時痛がない急性の腰痛
→ この場合，緊急性の高い腰痛は否定的です．1週間様子をみて改善がなければ受診を勧めてください．

医療機関を受診しない場合の対応

ぎっくり腰（急性腰痛症）の可能性が高いと考えられる場合は，ベッド上安静は多くても2日以内にとどめ，我慢できる範囲でできるだけ動くようにしたほうが早く回復する[1]ことをアドバイスするとよいでしょう．

参考文献
1) Hagen KB, et al：Bed rest for acute low back pain and sciatica. Cochrane Database Syst Rev (4)：CD001254, 2004.

（松下　綾・前野哲博）

関節痛

※ そもそも関節か？ 単関節か多関節か？ 急性か慢性か？ を確認する

　患者が「膝が痛い」「肩が痛い」と訴えてもその痛みが関節由来とは限りません．例えば一般的に「肩凝り」といった時に指している「肩」が肩関節ではないように，まずは**患者の訴える部位がどこなのかをしっかり聞き取る**ことが大切です．
　関節痛だった場合，鑑別疾患は，**病変が単関節か多関節か，急性か慢性かに分けて評価**していきます．

病歴はこう聞く！

| Q1 | いつからですか？ | ＿＿時間前 ／ ＿＿日前 ／ ＿＿週前 ／ ＿＿か月前 ／ ＿＿年前 |

※ 急性か慢性かを評価する！

　急性発症で経過が短い場合，痛風や感染症などを考えます．月～年単位で持続する，あるいは緩徐に進行する場合は慢性病変として変形性関節症などを疑います．

Q2	痛みの強さは？	ごく軽度 ／ ややつらい ／ かなりつらい ／ 耐えられない
Q3	どこが痛みますか？	1つの関節(単関節) ／ 複数の関節(多関節)
↳	1つの関節の場合，足の親趾の付け根の関節ですか？	はい ／ いいえ

※ 多関節が同時に痛む場合，全身疾患を疑う！

　この単関節/多関節の分類と，**Q1**で確認した期間を急性/慢性に分けて組み合わせると，以下の4つのカテゴリーができます．それぞれ，可能性の高い疾患は**表4**のとおりです．
　原則として，痛みを訴えるのが単一の関節だった場合は局所的な原因を，複数の関節に痛みを訴える場合，全身疾患が原因で多関節に症状をきたしていると考えます．それぞれ，原因となる疾患によって急性の経過をとるものと，慢性的な経過をとるものがあります．また，疾患によって病変をきたす関節に特徴があるものもあります．痛風は，足の親趾の付け根〔中足趾節(MTP)関節〕に起きることが多いです．関節リウマチは，

表4 関節痛の分類

経過	単関節	多関節
急性 （〜週単位）	痛風，偽痛風，化膿性関節炎	リウマチ性多発筋痛症，リウマチ熱，感染性心内膜炎など
慢性 （月単位〜）	変形性関節症，結核性関節症	変形性関節症，関節リウマチ，SLE

指の第2関節〔近位指節間（PIP）関節〕やゲンコツを握った時によく触れる関節〔中手指節（MP）関節〕が好発部位ですが，指の第1関節〔遠位指節間（DIP）関節〕は侵されないのが特徴です．

Q4	関節痛が始まった時といまを比べてどうですか？	増悪傾向 / 改善傾向 / あまり変わらない

＊ 急性，増悪傾向は受診を勧める！

　受診を勧めるタイミングですが，急性発症で，増悪傾向はすぐに受診することが基本となります．ただし過去に経験し，痛風の診断を受けたことのある典型的な痛風発作（足の親趾の付け根の単関節痛）の再発である場合は，鎮痛薬が手元にあるようならそれで様子をみてもよいですが，そうでなければ受診が必要です．

　慢性の経過でも，増悪傾向がある場合は，関節リウマチ，全身性エリテマトーデス（SLE）などの膠原病の進行病変の可能性があるので受診を勧めたほうがよいでしょう．

Q5	何をしている時に痛くなりましたか？	転んだり，ぶつけたりした時 / 重いものを持ったり，強い運動をした時 / 軽い動作をした時 / 長時間同じ姿勢でいた時 / 思い当たる原因はない
Q6	関節を動かすと痛みはひどくなりますか？	ひどくなる / 変わらない / よくわからない

＊ 動かしても変化しない痛みは放散痛を考える！

　関節が原因であれば，動かすことにより痛みが悪化するので，動かしても痛みが変化しない場合，本当に関節由来の痛みかを再評価する必要があります．

　例えば，肩関節を動かしても肩の痛みが変化しない場合，心筋梗塞などの内臓疾患による肩への放散痛を考える必要があります．

Q7	関節痛以外に，次の症状はありますか？	手のこわばり（30分以上） / 筋肉痛 / 皮膚の発疹

「手のこわばり」がある場合，関節リウマチを鑑別に挙げます．「筋肉痛」の場合は線維

筋痛症が鑑別に挙がります．「皮膚の発疹」を伴う場合はウイルス性疾患，膠原病を考えましょう．

> **緊急度判断チェックリスト**
>
> **見逃すな！**
>
> 😫 急性発症の関節痛（過去に診断された典型的な痛風発作を除く）
> → 病変が進行する前に，受診して，原因を突き止める必要があります．
>
> 😟 増悪傾向のある関節痛
> → 関節リウマチ，SLE などの膠原病が鑑別に挙がります．早めに診断して，治療を開始する必要があります．
>
> **これは安心！**
>
> 😐 長期間進行しない／年単位でゆっくり進行する関節痛
> → 多くは変形性関節症です．以前に一度評価を受けたことがあればなお安心です．
>
> 🙂 改善傾向がある関節痛
> → 改善傾向がある場合は進行性の疾患が否定的になるため，トレンドが変わらなければ様子をみても大丈夫です．

医療機関を受診しない場合の対応

　痛みがひどいなら，市販の痛み止め（ロキソプロフェンやアセトアミノフェンなど）で様子をみてもよいでしょう．変形性膝関節症の場合は減量により改善するので，肥満がある場合はまずは減量を勧めましょう．

（松下　綾・前野哲博）

浮腫（むくみ）

※ 内臓疾患がないか確認する！

浮腫（むくみ）を訴える場合，浮腫そのものは命に関わるものではありません．大切なのは，その背景に**重大な内臓疾患が隠れていないか確認**することです．

病歴はこう聞く！

| Q1 | どこがむくみますか？ | 顔 / 手（右のみ） / 手（左のみ） / 手（両側） / 足（右のみ） / 足（左のみ） / 足（両側） / その他 |

※ その浮腫は片側性か？ 両側性か？ 局所か？

「片側」に浮腫がある場合は，深部静脈血栓症や蜂窩織炎など，基本的には浮腫がある場所に原因を考えます．「両側性」の場合は心不全やネフローゼ症候群など全身性の疾患を考えます．唇のみなど，局所に限局する場合はアレルギー性を考えます．

| Q2 | いつからですか？ | ＿＿時間前 / ＿＿日前 / ＿＿週前 / ＿＿か月前 / ＿＿年前 |

いつ，気になり始めたかを聞くことで，症状のあったおおよその期間を把握できます．何年も続く浮腫は進行性でなく，一度評価を受けていればあまり心配しなくてよいでしょう．

| Q3 | 時間帯によるむくみの変化はどれに近いですか？ | 決まっていない / 朝のほうが強い / 夕方のほうが強い / 夕方出現し，朝には改善する |

重力により，一般的に顔面・上肢の浮腫は朝方に強く，下肢の浮腫は夕方に増悪します．特発性浮腫は女性に多く，体重の変動を伴い，夕方に下腿に浮腫が出現し，朝には改善するのが特徴です．

| Q4 | むくんでいる場所に，次の症状はありますか？ | 痛み / かゆみ / 発赤・熱感 |

浮腫の場所に「痛み」または「発赤・熱感」を伴っている場合，蜂窩織炎などの炎症による浮腫を考えます．かゆみを伴う場合はアレルギー性を考えます．

Q5	最近の体重変化はありますか？	変わらない ／ 増えた ／ 減った
↳	最近の体重変化がある場合，何kg増減がありましたか？	_____ kg

※ 体重変化により浮腫の程度を確認する

　日単位の体重変化は栄養状態より体の水分量を反映するので，体重変化を評価することにより浮腫の原因を推測できることがあるため，浮腫のある患者に毎日体重を記録してもらうことは有用です．ただし，体液過剰による浮腫は5～6ℓ以上蓄積しない限りは顕著にならないといわれています[1]．

Q6	むくみ以外に，次の症状はありますか？	呼吸困難 ／ 動悸 ／ 胸痛 ／ 立ちくらみ・失神 ／ 倦怠感 ／ 黄疸

　浮腫の原因として緊急性の高い重大な内臓疾患を除外するために，心臓が十分に全身に血液を送り出せていない可能性を示している循環不全徴候がないかを必ず評価してください．具体的には呼吸困難，動悸，胸痛，立ちくらみ・失神などの有無を確認します．

Q7	（女性の場合）むくみはいつも月経前や月経時にひどくなりますか？	はい ／ いいえ

　基礎疾患がなく，月経周期に関連して反復する浮腫であれば，様子をみて大丈夫でしょう．

緊急度判断チェックリスト

見逃すな！

- 循環不全徴候（呼吸困難，動悸，胸痛，立ちくらみ・失神）を伴う
  → 心血管系の評価が必要です．
- 急性に発症した片側の下肢の浮腫
  → 深部静脈血栓症の評価が必要です．
- 痛み，発赤・熱感のいずれかを伴う
  → 蜂窩織炎などの炎症による浮腫を考えます．

これは安心！

- 以下のどちらかに該当し，かつ器質病変を疑う随伴症状や発赤・熱感がない
  ①月経周期に関連する浮腫（反復性の経過で基礎疾患がない）
  ②夕方，両側下肢に出現して朝には消失する浮腫
  → 月経周期に関連する浮腫は黄体期に出現し，月経発来とともに消退します．夕方下

腿に出現しても，朝には明らかに消失するのであればあまり心配はいりません．このように，反復性の経過で増悪傾向がなく，器質病変を疑う随伴症状を伴わなければ，とりあえず様子をみて大丈夫です．

医療機関を受診しない場合の対応

　症状の経過をみながら，必要に応じて寝る時の下肢の挙上，漢方薬の内服，塩分制限，過度な飲水を控えることを勧めましょう．見た目が気になるようなら，弾性ストッキングの着用などを勧めてもよいでしょう．弾性ストッキングは医療用ではなくても，薬局などで購入できる市販のものでも十分です．

参考文献
1) 福井次矢, 他(監)：ベイツ診察法 第2版. p349, メディカル・サイエンス・インターナショナル, 2015.

（佐藤卓也・前野哲博）

排尿障害

✳ 排尿障害のタイプを確認する！

下部尿路症状は，**蓄尿症状（頻尿，尿失禁など）**，**排尿症状（尿閉など）**，**排尿後症状（残尿感など）の3つに分類**されます．さまざまなタイプがありますから，ポイントを押さえた情報収集を行い，**どのタイプの排尿障害なのかをきちんと確認**する必要があります．

病歴はこう聞く！

Q1	いつからですか？	＿＿時間前 ／ ＿＿日前 ／ ＿＿週前 ／ ＿＿か月前 ／ ＿＿年前
Q2	朝起きてから夜寝るまでに，何回くらい尿をしましたか？	＿＿回くらい
Q3	夜寝てから朝起きるまでに，何回くらい尿をしましたか？	0回 ／ 1回 ／ 2回 ／ 3回以上

✳ 夜間の排尿回数を確認！

正常の排尿は，日中は4〜6回，夜間で1回以内です．ただし，1日の排尿回数を覚えている人は少なく，排尿回数は自分の意思でコントロールもできてしまうため，日中の排尿回数はあまり参考にならないことがあります．その場合は夜間の排尿回数を聞くことが役に立ちます．基本的に夜間の排尿回数は1回までは正常としてよいでしょう．高齢者，特に男性は2回のこともよくあります．それ以上の場合は，過活動膀胱，神経因性膀胱，前立腺肥大の他に，糖尿病，睡眠時無呼吸症候群など泌尿器以外の疾患の可能性もあるので，いままで評価を受けていないのであれば，一度受診を勧めましょう．

Q4	排尿後2時間以内に，またトイレに行きたくなることはありますか？	はい ／ いいえ
Q5	排尿時痛はありますか？	はい ／ いいえ
Q6	残尿感はありますか？	はい ／ いいえ
Q7	急に尿がしたくなり，我慢が難しいこと（尿意切迫感）がありましたか？	ない ／ 週に1回未満ある ／ 週に1回以上ある

※ 尿意切迫感があり，排尿後症状がない場合は過活動膀胱を疑う！

　尿意切迫感と頻尿があって，排尿時痛や残尿感などの排尿後症状を伴わない場合は過活動膀胱を疑います．トイレに間に合わず失禁してしまうなど，日常生活に支障がある場合は受診を勧めてください．排尿痛や残尿感などの排尿後症状がある場合は，膀胱炎を疑います．女性で発熱を伴わない場合は単純性膀胱炎を疑います．緊急性は高くありませんが，治療は抗菌薬の内服になるので，受診を勧めたほうがよいでしょう．

Q8 尿が出にくいことはありますか？	はい ／ いいえ

　これは前立腺肥大や低活動膀胱などによる排出障害を確認する質問です．認められた場合，いままで評価したことがなければ一度受診を勧めましょう．

Q9 咳，くしゃみをした時に尿を漏らすことはありますか？	時々ある ／ 稀にある ／ ない

　咳やくしゃみをした時に尿が漏れるのは腹圧性尿失禁の特徴で，中高年の女性に多い病態です．日常生活に支障がある場合は受診を勧めましょう．

Q10 排尿障害以外に，次の症状はありますか？	血尿 ／ 下腹部痛 ／ 発熱

※ 随伴症状があれば受診を勧める！

　「血尿」がある場合，膀胱や腎臓において炎症や結石などの何らかの障害を伴っていることを意味します．尿路結石や膀胱癌，糸球体腎炎などを鑑別する必要があります．「下腹部痛」がある場合，下部尿路感染症，間質性膀胱炎，尿閉が疑われます．「発熱」がある場合，女性なら腎盂腎炎，男性なら前立腺炎の可能性があります．このような随伴症状がある場合は，いずれも受診を勧めてください．

緊急度判断チェックリスト

見逃すな！

発熱を伴う排尿障害
→ 腎盂腎炎や前立腺炎の可能性があります．

血尿を伴う排尿障害
→ 膀胱や腎臓における炎症，尿路結石や膀胱癌などの病変を示唆します．

下腹部痛を伴う排尿障害
→ 下部尿路感染症，間質性膀胱炎や尿閉を考えます．

夜間の排尿回数が2回以上ある（高齢男性は3回以上）
→ 夜間頻尿がある場合，頻尿の原因について一度，精査が必要です．

☹ **尿失禁があり，日常生活に支障をきたしている場合**
→ 排尿機能の評価や薬物療法が必要になりますので受診を勧めてください．

これは安心!
☺ **夜間の排尿回数が1回以下で下腹部痛や尿意切迫感がない**
→ 医学的に大きな問題になる可能性は低いでしょう．

医療機関を受診しない場合の対応

腹圧性尿失禁に対しては，尿道・肛門・腟をきゅっと締めたり，緩めたりするのを繰り返す骨盤底筋体操が有効ですので，勧めてもよいでしょう．夜間頻尿に対しては，夜間に過度の水分摂取を控える，利尿作用のあるカフェイン，アルコールの摂取を控えるよう指導してください．

（畔原　篤・前野哲博）

うつ症状

※ 身体症状の裏にあるうつ症状を見逃さない！

　うつ病の患者で「ここのところ気分が落ち込むから病院へ行こう」という人はなかなかいません．うつ病の患者の多くは，「頭が痛い」「体がだるい」など身体症状をまず訴えます．こういった患者の中には自己判断で対症的に鎮痛薬やビタミン剤で様子をみている人もいるでしょう．ですので，**身体症状を訴える患者に対しては背景にうつ病が隠れていないか？という観点を持つ**ことも医療者として大切です．うつ病は最悪の場合，死に至ることのある疾患です．ここでは，患者と接する中でうつ病を見逃さないための質問方法を紹介します．

病歴はこう聞く！

Q1	気分が落ち込む，憂うつになる，または絶望的な気持ちになることはありますか？	はい ／ いいえ
↳	ある場合は，それが2週間以上ほぼ毎日続いていますか？	はい ／ いいえ

　何かつらい出来事があった時など，誰でも気分が落ち込むことはあるかもしれませんが，生理的なものであれば一過性で，おおむね2週間以内には自然に薄らいでいくので，「2週間以上ほぼ毎日」続くことはめったにありません．もし，この条件に当てはまることがあれば，うつ病を疑う必要があります．

Q2	物事に対してほとんど興味がない，または楽しめないことはありますか？	はい ／ いいえ
↳	ある場合は，それが2週間以上ほぼ毎日続いていますか？	はい ／ いいえ

　「興味がない」とは，いわゆる趣味(hobby)ではなく，物事への関心，好奇心などを意味します．例えば「以前は毎朝欠かさず新聞を読んでいたのに，最近は世の中のことがどうでもよくなって(興味がなく)新聞を読まなくなった」と訴えることもあります．

表5 うつ症状スクリーニング〔PHQ-9（Patient Health Questionnaire-9）日本語版（2018）〕

この2週間，次のような問題にどのくらい頻繁に悩まされていますか？

	全くない	数日	半分以上	ほとんど毎日
(A) 物事に対してほとんど興味がない，または楽しめない	□	□	□	□
(B) 気分が落ち込む，憂うつになる，または絶望的な気持ちになる	□	□	□	□
(C) 寝付きが悪い，途中で目がさめる，または逆に眠り過ぎる	□	□	□	□
(D) 疲れた感じがする，または気力がない	□	□	□	□
(E) あまり食欲がない，または食べ過ぎる	□	□	□	□
(F) 自分はダメな人間だ，人生の敗北者だと気に病む，または，自分自身あるいは家族に申し訳がないと感じる	□	□	□	□
(G) 新聞を読む，またはテレビを見ることなどに集中することが難しい	□	□	□	□
(H) 他人が気づくぐらいに動きや話し方が遅くなる，あるいは反対に，そわそわしたり，落ちつかず，ふだんよりも動き回ることがある	□	□	□	□
(I) 死んだほうがましだ，あるいは自分を何らかの方法で傷つけようと思ったことがある	□	□	□	□

あなたが，いずれかの問題に1つでもチェックしているなら，それらの問題によって仕事をしたり，家事をしたり，他の人と仲良くやっていくことがどのくらい困難になっていますか？
【　□全く困難でない　　□やや困難　　□困難　　□極端に困難　】

〔Muramatsu K, et al：Performance of the Japanese version of the Patient Health Questionnaire-9（J-PHQ-9）for depression in primary care. Gen Hosp Psychiatry 52：64-69, 2018／新潟青陵大学大学院臨床心理学研究（7）：35-39, 2014 より転載〕

＊　Q1，Q2のいずれかがある場合は，受診が必要

　Q1とQ2はうつ病のスクリーニングに使われる質問です．Q1とQ2が両方とも「ない」場合はうつ病の可能性は低いといわれていますので，そこで質問を終了してかまいません．

　Q1，Q2のいずれかが「ある」だった場合，その時点で受診を勧めてかまいませんが，可能なら表5のPHQ-9日本語版（2018）という，うつ病の評価尺度を用いた質問をすると，より正確なことがわかります．

　それぞれの質問を「全くない＝0点，数日＝1点，半分以上＝2点，ほとんど毎日＝3点」で計算し，合計点数が「0〜4点：なし，5〜9点：軽度，10〜14点：中等度，15〜19点：中等度から重度，20〜27点：重度」の症状レベルで評価します．10点以上の場合は

受診を勧めたほうがよいでしょう．

緊急度判断チェックリスト

見逃すな！

- 抑うつ気分のいずれか，2週間以上続く興味の喪失が1日中ずっとある
  → うつ病の可能性がありますので，医師の診察を受けるように勧めましょう．PHQ-9（日本語版）によるスクリーニング質問も併用すれば，より効果的です．

これは安心！

- 興味の喪失，抑うつ気分のいずれもない
  → 2つの症状がいずれも認められない場合は，うつ病は否定的と考えてよいでしょう．

参考文献
1) 堤　明純：職場におけるメンタルヘルス不調のスクリーニング．総合健診 43(2)：312-319, 2016.
2) Wilson JMG, et al：Principles and practice of screening for disease. World Health Organization, Geneva, 1968.
3) Tsuchiya M, et al：Impact of mental disorders on work performance in a community sample of workers in Japan：the World Mental Health Japan Survey 2002-2005. Psychiatry Res 198(1)：140-145, 2012.

（松下　綾・前野哲博）

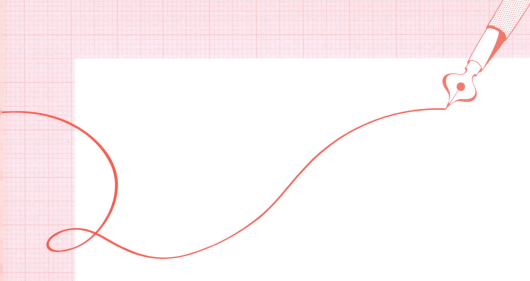

4章
症状アセスメントの実践例

本章では症例をもとに本書の活用例を示します．患者にどのように質問してどのように判断するか，イメージをつかむのに役立ててください．

症例1

症状［発熱・咳］＠介護施設
78歳男性（6月，16時頃の職員と利用者の会話）

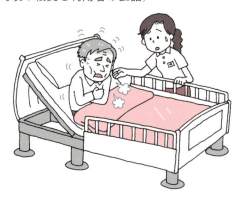

○○さん，今朝も熱が高かったので，今日はもう一度お熱を測りますね．

お願いします．風邪が長引いちゃっているのかな（ゴホゴホ）．

症状はどうですか？

咳が続くのが一番つらいですね．

つらそうですね……．咳の強さはどうですか？

ややつらい程度です．

痰はからみますか？

はい，黄色い痰が出ます．

介護の記録を見ると熱が出始めたのは4日前ですね．あ，1週間前に風邪っぽい症状があって，先生に診てもらっていますね．その時は風邪薬が出ていて，抗菌薬などは出ていないんですね．

そうそう，そうなんですよ．1週間くらい前から風邪っぽかったんだけど，熱が出たのは4日前からで，まだ下がらないんだよ．咳が出てきたのも同じ4日くらい前からだった気がするなぁ．

そうですか,確かに記録を見るとお熱は4日前からずっと続いてますね.一番高い時で37.8℃ですね.同じ頃から鼻水が出たり,喉が痛い感じはありましたか?

鼻水は出ないですね.喉も別につらくないです.ただ,咳がつらくて…….インフルエンザとかかねぇ?

インフルエンザですか? いまは流行期ではないですし,この施設でも,他に高熱を出している人はいないですけどね.

そうですか…….

咳が始まったころといまを比べてどうですか? どんどんひどくなっている感じはありますか?

そうですね,最初は軽い風邪かと思ったのですが,熱も続くし,咳も少しずつひどくなっている気がします.

咳がひどそうですが,息苦しい感じとか,ゼーゼー,ヒューヒューする感じはないですか?

そういうのはないですね.息苦しいとか,ゼーゼーする感じはないです.

そうですか,特に咳がつらい時間帯はありますか?

特にひどい時間というのはないです.特に決まっていないです.

鼻水が喉の奥に落ちる感じはありますか?

いいえ,ないです.

そうですか.(どうしよう,すぐに先生に相談したほうがいいかなぁ?)

バイタルサイン:血圧 132/99 mmHg,脈拍 102 回/分,呼吸数 22 回/分,体温 37.6℃.

発熱

Q1	いつからですか？	___時間前 / **4** 日前 / ___週前 / ___か月前 / ___年前
Q2	現在の体温は？	**37.6** ℃
Q3	一番熱が高かったのはいつですか？	**今朝** 頃 / その時 **37.8** ℃
Q4	周囲に同じような症状の人はいますか？	はい / (いいえ)

咳

Q1	いつからですか？	___時間前 / **4** 日前 / ___週前 / ___か月前 / ___年前
Q2	咳の強さは？	ごく軽度 / (ややつらい) / かなりつらい / 耐えられない
Q3	(「かなりつらい」「耐えられない」と答えた人は) 咳き込みすぎて吐いたことはありますか？	質問の対象外
Q4	痰はからみますか？	からまない / (からむ)
↳	痰がからむ場合は何色ですか？	透明 / 白色 / (黄色) / 緑色(膿性)
Q5	咳が始まった時といまを比べてどうですか？	増悪傾向 / 改善傾向 / 変わらない
Q6	喘鳴(ゼーゼー, ヒューヒューする感じ)はありますか？	はい / (いいえ)
Q7	特に咳が強い時間帯はありますか？	決まっていない / 朝によく出る / 夕方によく出る / 夜間～明け方によく出る
Q8	鼻汁が喉の奥に落ちる感じはありますか？	はい / (いいえ)
Q9	(現在発熱がなく咳のみで，他の上気道症状がない人は) 咳が始まった頃, 発熱や鼻汁, 咽頭痛はありましたか？	質問の対象外
Q10	(現在発熱がなく咳のみで，他の上気道症状がない人は) 呑酸(すっぱいものが上がってくる感じ)はありますか？	質問の対象外

　収集した情報をもとに「緊急度判断チェックリスト」を付けると，次のようになります．

緊急度判断チェックリスト

見逃すな！

☞ **発熱**
☑ 😟 3日以上続く発熱

☞ **咳**
☐ 😣 咳+喘鳴がある
☑ 😟 増悪傾向で数日(4日以上)続く咳

- [ ] 😣 3日以上続く発熱＋かなりつらい〜耐えられない咳＋鼻汁がない
- [ ] 😣 長期間（4週間以上）続く咳

アセスメント

☞ **肺炎の可能性が否定できない**

　発熱が3日以上持続しています．一般的に風邪の多くはウイルス性で発熱期間が3日未満であり，「3日以上続く発熱」の場合は細菌感染を疑います．

　また，咳がだんだん悪くなっていること，鼻汁や咽頭痛などの上気道症状を伴わないことからも，肺炎を疑う状況です．早めに医師に連絡したほうがよいケースです．

医師への情報の伝え方の例

先生，お世話になっております．利用者さんの症状についてご相談させてください．

はい，どうぞ．

78歳の男性で，4日続く発熱と増悪傾向の咳がある方なのですが……．

まず緊急度判断チェックリストに当てはまる情報を伝え，その後に，問診票で聞き取った内容を述べるとよいでしょう．

そうですか．

発熱は4日前からで，一番熱が高かったのは今朝の37.8℃，現在の体温は37.6℃です．周囲に同じような症状の人はいません．

そうですか，咳は？

はい，咳も4日前からで，強さはややつらい程度，痰が絡み，色は黄色，咳は増悪傾向です．喘鳴はなく，特に咳が強い時間帯は決まっていません．

そうですか，他には何かあるかな？

 鼻水が喉の奥に落ちる感じ，鼻水や咽頭痛はないそうです．先生に診ていただいたほうがよいか確認したくて……．

そうですか．報告ありがとう．この方は肺炎を考えないといけないね．すぐに診察に連れてきてもらえる？

この連絡を受けた医師はどうしたか？

● **医師のアセスメント**

悪化する発熱と増悪する咳との情報から，肺炎の疑いがあると判断した．

● **医療機関で行ったこと**

医師が聴診をしたところ，右下肺に肺雑音を認めた．SpO_2 92% であった．血液検査では WBC 12,000/$\mu\ell$，CRP 4.2 mg/dℓ．胸部 X 線で右下肺野に浸潤影を認め，肺炎の診断で入院となった．

症例2

症状［腹痛］@ドラッグストア
21 歳男性（平日の午後 3 時，大学生が薬を買いに来た時の会話）

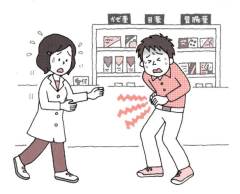

あの～，お腹がすごい痛いんですけど，ちょっと薬を選んでもらえませんか．

 はい，わかりました．どんな感じですか？

初めは，みぞおちのあたりが何となくシクシクするような痛みで，そんなに痛くなかったんですけど……．

その後はどうでしたか？

そこまで痛くなかったので，大学で授業を受けていたんですけど，お昼を食べようかな〜と思った時くらいからかなぁ，すごく吐き気が出てきて，1回だけ吐いちゃいました．それからだんだん痛みが強くなってきました．

そうですか，では，痛みはかなりつらいですか？

はい，かなりつらいです．

それはおつらいですね．痛みはどんな痛みですか？

最初は鈍かったですが，その後は鋭い痛みになりました．

食事の前後で痛みは変化しましたか？

特に変化はなかったように思います．

そうですか．排便の前後で痛みに変化はありましたか？

今朝は普通にお通じはありましたが，特にその後，楽になったとかはないですね．

痛みが出始めたのは，いつからですか？

う〜ん，今朝起きた時からですね．朝の7時くらいからでしょうか．

そうですか，そうすると8時間くらい前からですね．朝と比べていまのほうが悪くなっていますか？

はい，いまのほうがつらいです．

そうですか．痛みは急に始まりましたか？

朝起きてから何となく痛くなってきた感じですね．

お腹はずっと痛いですか？ 痛くない時間はありませんか？

ずっとです．痛くない時間はありません．

そうですか．いまはお腹のどのあたりが痛いですか？

右の下腹が一番痛いです．

歩くとお腹に痛みが響く感じはありますか？

あ，そうですね，そんな感じもあります．

バイタルサイン：血圧 120/64 mmHg，脈拍 80 回/分，体温 37.4℃，呼吸数 18 回/分．

腹痛

Q1	いつからですか？	**8** 時間前 / ___日前 / ___週前 / ___か月前 / ___年前
Q2	痛みの強さは？	ごく軽度 / ややつらい / (かなりつらい) / 耐えられない
Q3	どんな痛みですか？（複数回答可）	差し込むような痛み / (鋭い痛み) / ビリビリする痛み / 何となく重い感じ
Q4	どこが痛みますか？	心窩部 → 右下腹部
Q5	腹痛が始まった時といまを比べてどうですか？	(増悪傾向) / 改善傾向 / 変わらない
Q6	痛みは突然始まり，1分以内にピークに達しましたか？	はい / (いいえ)
Q7	腹痛は絶え間なく続いていますか？	(絶え間なく続いている) / 痛みがない時もある
	痛みがない時もある場合，1回の持続時間と頻度は？	___秒くらい / ___分くらい / ___時間くらい
Q8	食事で腹痛に変化はありますか？	食べると楽になる / 食べると悪くなる / (変わらない)
Q9	排便で腹痛は楽になりますか？	楽になる / (変わらない)
Q10	歩くとお腹に響く感じはありますか？	(はい) / いいえ
Q11	腹痛以外に，次の症状はありますか？	下痢 / (嘔気・嘔吐) / (発熱)

収集した情報をもとに「緊急度判断チェックリスト」を付けると，次のようになります．

緊急度判断チェックリスト

見逃すな！
- ☐ 突然発症で，30分以上持続する腹痛
- ☑ 歩くと響く腹痛
- ☑ 1時間以上絶え間なく続く腹痛

> **これは安心！**
> ☐ ☺ 分単位で反復する腹痛

アセスメント

☞ 虫垂炎の可能性が否定できない

　腹痛で最も頻度が高く，経過観察が可能なのは腸の蠕動痛です．これは分単位で波がある腹痛で，食事や排便によって変化するのが特徴です．これ以外の腹痛は医療機関の受診が必要になるケースが多いです．

　症例2では「2時間以上絶え間なく続く腹痛」があります．食事や排便で痛みが変化していないので，腸の蠕動痛ではなく，若い男性で移動する痛みということを考慮すると，虫垂炎などの疾患を疑う必要があります．さらに，「歩くと響く腹痛」であることから，腹膜炎をきたしている可能性が否定できません．早急に精査が必要と考えられます．

医師への情報の伝え方の例

先生，いつもお世話になっております．当薬局へ薬を買いに来た患者さんなのですが，そちらへの受診をお勧めしたほうがよいか相談させていただきたく，ご連絡いたしました．

どんな患者さん？

21歳の男性で，腹痛が8時間絶え間なく続いており，歩くと響くと訴えております．

そうですか．

今朝7時頃から心窩部痛で始まり，いまは右下腹部痛になっていて痛みはかなりつらく，鋭い痛みです．

痛みに波はないんだね？

はい．腹痛は増悪傾向で絶え間なく続いているそうです．食事前後，排便前後で痛みに変化はないとのことです．

そうですか，歩くと痛みが響くの？

はい,歩くとお腹に痛みが響く感じがあるそうです.

 他には?

 今日の昼頃,一度嘔吐したそうです.あと,下痢はしていないとのことです.体温は37.4℃でした.

 そうですか,虫垂炎の可能性が考えられるね.すぐに受診するように伝えてくれる?

「下痢がない」という「ない」情報も重要ですので,伝えるようにしましょう.

この連絡を受けた医師はどうしたか?

●**医師のアセスメント**
　心窩部から右下腹部に移動する,持続する腹痛であることと,症状が腹痛 → 嘔吐の順番で出ていることから,虫垂炎を疑った.腹膜刺激症状もあることから,緊急度は高いと判断した.

●**医療機関で行ったこと**
　医師による診察で,右下腹部に筋性防御や反跳痛などの腹膜刺激症状を認めた.CTで腫大した虫垂と周囲への炎症を認め,入院して手術となった.

（松下　綾・前野哲博）

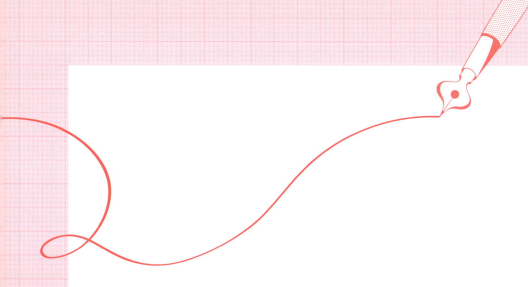

5章

医師への情報提供の仕方

症状がある患者への対応には，医師へしっかりと情報を伝達することが大切です．ただし，医師は多忙を極めており，短い時間で過不足なく情報を提供するための工夫が必要です．本章では医療福祉職が医師に情報提供するにあたって，医師が求めている情報を，要領よく伝える方法について述べます．

患者から聞いたままに伝えるだけではダメ！

現場で得られる情報は，医師が判断するうえで重要な情報も，そうでない情報もさまざまです．これらの情報を患者から伝え聞いたまま話すと，医師は欲しい情報が効率的に得られないので，いら立ちを覚えるかもしれません．

医師は他の医療福祉職からの情報提供があった時，患者の病態についてどのように判断し，アクションを起こすべきかを考えながら聞いています．この医師の思考プロセスに沿って，医師が欲しい情報を欲しい順番に提供すれば，途中で聞き返したり情報を整理しなおさなくてすむので，余計な時間を使わずにすむのです．結果的に情報提供する側の迅速な対応にもつながるため，大変重要です．すなわち，臨床推論を理解して必要な情報を整理し，要領よく医師へ伝えることが，医師との連携・意思疎通や迅速な対応をとるうえでとても重要です．ぜひ，「お！ この人デキるな，気が利くな」と思われる存在になれるようにがんばりましょう（図16）．

適切な情報提供のためには，多くの情報の中から必要なものを過不足なく取捨選択すること，そして，それを適切な順番で述べることが重要です．

情報提供のポイント

☑ **冒頭に，依頼目的を述べる**

> 受診すべきかどうかご相談したい患者さんがいます．

> 薬を飲ませてよいかお伺いしたいです．

医師は，次に起こすべきアクションを考えながら，そのために必要な情報を集めようと報告を聞いています．ですから，プレゼンの冒頭で，報告者が期待するアクションを最初に伝えてもらうと，そのポイントにフォーカスしてプレゼンを聞くことができるので，医師としては大変助かります．

☑ **次に，患者の全体像を述べる**

> 74歳男性で，胃亜全摘術後7日目の患者さんです．

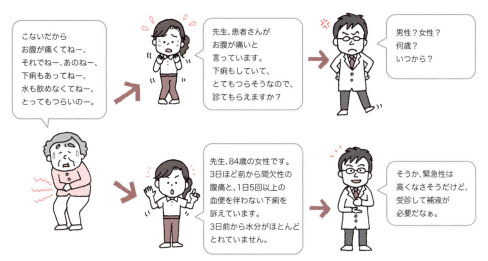

図16 気の利いた報告，気の利かない報告

- 92歳女性で，尿路感染症で入院している認知症のある患者です．

　報告するほうは，患者のケアに担当者として直接関わっている場合が多いので，どんな患者かすでにわかっている場合も多いかもしれませんが，報告を受ける医師は，突然かかってくる電話ですぐに患者の病態を把握しなければならないので，全体像を端的に述べてから具体的な情報を伝えてもらうとわかりやすいです．これを省略していきなり詳細な病歴からプレゼンを始めると，聞いているほうはどんな患者に起こったことかわからないので，得られた情報の解釈ができずにフラストレーションがたまってしまいます．

☑ （緊急を要する事態が疑われる時）現在の状態を述べる

- 血圧が80 mmHg台に低下しています．

- 我慢できないくらいの強い胸痛を訴えています．

- 現在，サチュレーション（酸素飽和度）は96％で落ち着いています．

　プレゼンを聞いている時，医師がまず気になることは，いますぐ緊急対応が必要かどうか，ということです．1分1秒を争う状態であれば，プレゼンを途中で遮ってでもその場で指示を出したり，いまの仕事を止めてでも対応を始めたりする必要があるので，このまま最後までプレゼンを聞いていてよいのかを医師が判断するための情報は，プレゼンの最初の段階で述べるべきです．

☑ **病歴を簡潔に述べる**

> 今朝から39.2℃の発熱を認めます．咳などの気道症状は認めず，下痢もありません．

> 15分くらい前，排尿時に立ちくらみを認めました．冷や汗と眼前暗黒感がありましたが，意識消失はなく，胸痛や呼吸困難は認めていません．数分で改善し，いまは落ち着いています．

この段階で詳しい情報を伝えますが，以下のポイントに注意すると，医師に伝わりやすいプレゼンになります．

●**重要性の低い情報は省く**

短いプレゼンの間に，医師の判断に直接関係しない情報を伝える必要はありません．例えば，定型的なプレゼンでは家族歴や既往歴，生活歴は必ず触れますが，現在起こっている症状について相談するような状況では，現在の症状に関するアセスメントと直接関係がなければ，省いて構いません．また，これまでの経過で安定しているものは「3年前から糖尿病でインスリンの治療を受けています」「20年以上前から高血圧で通院中です」のように，短くまとめてしまって構いません．

●**判断のカギとなる情報を整理して伝える**

患者の言葉を要約・整理して，医師が判断しやすいように伝えると，短時間で要領よく要点が伝わります．例えば，

> 時々ぎゅーっとおなかが痛くなって，5分くらいすると落ち着く

→「5分程度の間欠性の腹痛」と言い換えたり，

> じっとしていると落ち着くけど，寝返りをしたり起き上がろうとすると目が回る

→「頭位変換時のみの回転性めまい」のような感じです．

このようにまとめるのに，本書の「緊急度判断チェックリスト」は大変役に立ちますので，ぜひ活用してください．

●**重要な陰性情報を伝える**

症状のアセスメントには，「○○がある」という陽性情報だけではなく，「○○はなかった」という陰性情報も重要です．例えば，「3回嘔吐したが，下痢は認めなかった」(解釈：嘔吐の原因は消化器系ではないかもしれない) とか，「胸痛を訴えたが，呼吸や体動では悪化しない」(解釈：胸痛の原因は筋骨格系ではなさそうだ) のように，陰性情報が加わることでより正確なアセスメントが可能になります．プレゼンでポイントを押さえた陰性情報を述べるのは少しレベルが高いかもしれませんが，本書の「緊急度判断チェックリスト」は，このような陰性情報も集められるように配慮していますので，ぜひ活用してください．

☑ **時間の伝え方は口頭と文書で使い分ける**

文書で伝える場合，記録に残す場合は，いつ誰が見ても経過が把握できるように，日時は「○日前」という相対的な表現ではなく，「○月○日から」という絶対的な日付や時刻

を使って書きましょう．

口頭で伝える場合は「○日前から」「○週間前から」という相対的な表現を用います．聞き手が今日は何月何日かを想起して，引き算で発症期間を推測する手間を省くためです（頭の中で計算している間，プレゼンを聞きとれなくなってしまいます）．

以下に，プレゼンのよい例と悪い例を示します．上記のポイントと見比べながら読んでください．

✕悪い例

○○病棟の○○さんですけど，その人，もともと糖尿病で，あっ，そうだ，コレステロール値も高いんでした．それで5年前も骨折で入院していたんです．

何でこの人は電話をかけてきたんだろう？

その人，今回は肺炎で入院しているんですけど，ちょっと調子が悪いので，どうしてかな〜って思って見に行ったら，血を吐いていたんです……．

それを先に言ってよ！

❗ 前置きが長く，最後にアクションに必要かつ重要な情報が出てくる！

◎よい例

先生，吐血した患者さんのことでご相談したいのですが．

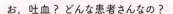
❗ まずは結論・要点（素早い判断が必要な情報）を先に言う．その後，アクションに必要な情報が必要な順番に出てくる！

お，吐血？ どんな患者さんなの？

72歳女性で，肺炎で入院されている方です．10分前に検温で訪室したら，ベッドで吐血していました．意識は清明で，バイタルは血圧120/76 mmHg，脈拍は96/分です．

なるほど．それで？

吐血は1回のみでいまは本人も落ち着いています．今朝排便があったそうですが，血便や黒色便は認めていません．肺炎で4日前から治療していて，いまは熱も下がって経過は順調です．基礎疾患は糖尿病と高血圧があり内服治療中ですが，抗血小板薬や抗凝固薬は内服していません．

よし，これから内視鏡をやろう．あと30分くらいで行けると思うから，内視鏡室に連絡してセットアップを始めておいて．

文書で書く場合のポイント

　文書も基本は同じですが，口頭でのプレゼンとは異なり読み手がとりたいところから情報をとるので，定まった場所に定まったことを書くことが重要です．口頭よりも時間的余裕があることが多いので，情報を整理して，時系列に沿って記載していきます．

＊　薬局に来た患者を紹介する場合

×悪い例

　土曜日からの喉の痛みで，以前から何度か同じ痛みがあったそうです．大変痛みがつらそうです．現在までの経過で，イブプロフェンを3日前に服用して一時的に症状が寛解したこともあったそうです．
　随伴症状として，来局時の発熱は38.7℃でしたが，一番高い時は40.9℃だったそうです．その他には特記すべき症状はありません．ご本人は，扁桃腺による症状を繰り返しているため，扁桃腺を手術でとりたいとおっしゃっています．
　お忙しいところ恐れ入りますが，ご加療のほど，よろしくお願いいたします．

◎よい例

　平素より大変お世話になっております．
　9月12日からの咽頭痛を主訴に来局された36歳男性です．OTC鎮痛薬購入目的で来局されました．
　咽頭痛と同時に，発熱，寒気も認めています．咽頭痛は唾を飲み込むのもつらいほどで，9月12日から現在まで痛みの強さは変わっておりません．発熱は9月12日に40.9℃，9月14日現在で38.7℃です．鼻汁はなく，咳も認めません．
　発熱が3日持続しており，鼻汁や咳がないことから，溶連菌感染症の可能性があると考えられましたので，受診を勧めさせていただきました．

患者様は講師の仕事をしており，声が出ないと支障があるとのことです．また何年も前から扁桃炎を繰り返しているため，手術も視野に入れ，ご相談したいとのことです．ご加療のほど，よろしくお願いいたします．

　以上のように，本章でまとめたポイントに沿って情報を整理してから医師へ伝えると，役立つ情報となるでしょう．

（佐藤卓也・前野哲博）

6章
症状聞き方ガイド一覧

3 & 6 章に掲載している「緊急度判断チェックリスト」は，下記のようにランクを分けています。

- すぐに受診
- 数日中に受診
- ひとまず様子をみてよいが，しばらくしてもよくならなければ受診
- 現段階では受診しなくてもよい

6 章は弊社 web サイトにてダウンロードが可能です．詳しくは p vii を参照してください．

風邪症状

発熱

Q1	いつからですか？	＿＿時間前 ／ ＿＿日前 ／ ＿＿週前 ／ ＿＿か月前 ／ ＿＿年前
Q2	現在の体温は？	＿＿＿＿℃
Q3	一番熱が高かったのはいつですか？	＿＿＿＿＿＿頃 ／ その時＿＿＿＿℃
Q4	周囲に同じような症状の人はいますか？	はい ／ いいえ

寒気

Q1	寒気はどれに近いですか？	服をもう1枚羽織りたくなる程度 ／ 毛布をかぶりたくなる程度 ／ 毛布をかぶってもガタガタ震えが止まらない

咽頭痛

Q1	いつからですか？	＿＿時間前 ／ ＿＿日前 ／ ＿＿週前 ／ ＿＿か月前 ／ ＿＿年前
Q2	痛みの強さは？	ごく軽度 ／ ややつらい ／ かなりつらい ／ 耐えられない
Q3	痛みが始まった時といまを比べてどうですか？	増悪傾向 ／ 改善傾向 ／ 変わらない
Q4	唾を飲み込む時に痛みは強くなりますか？	変わらない ／ 少し痛みが強くなる ／ かなり痛みが強くなる ／ 痛みでほとんど飲み込めない

咳

Q1	いつからですか？	＿＿時間前 ／ ＿＿日前 ／ ＿＿週前 ／ ＿＿か月前 ／ ＿＿年前
Q2	咳の強さは？	ごく軽度 ／ ややつらい ／ かなりつらい ／ 耐えられない
Q3	(「かなりつらい」「耐えられない」と答えた人は) 咳き込みすぎて吐いたことはありますか？	はい ／ いいえ
Q4	痰はからみますか？	からまない ／ からむ
↳	痰がからむ場合は何色ですか？	透明 ／ 白色 ／ 黄色 ／ 緑色(膿性)
Q5	咳が始まった時といまを比べてどうですか？	増悪傾向 ／ 改善傾向 ／ 変わらない
Q6	喘鳴(ゼーゼー，ヒューヒューする感じ)はありますか？	はい ／ いいえ
Q7	特に咳が強い時間帯はありますか？	決まっていない ／ 朝によく出る ／ 夕方によく出る ／ 夜間〜明け方によく出る
Q8	鼻汁が喉の奥に落ちる感じはありますか？	はい ／ いいえ

Q9	（現在発熱がなく咳のみで，他の上気道症状がない人は）咳が始まった頃，発熱や鼻汁，咽頭痛はありましたか？	はい ／ いいえ
Q10	（現在発熱がなく咳のみで，他の上気道症状がない人は）呑酸（すっぱいものが上がってくる感じ）はありますか？	はい ／ いいえ

鼻汁

Q1	いつからですか？	＿＿時間前 ／ ＿＿日前 ／ ＿＿週前 ／ ＿＿か月前 ／ ＿＿年前
Q2	鼻汁はどれくらい出ますか？	ほとんど出ない（鼻づまりのみ） ／ たまに鼻をかむ程度 ／ 頻繁に鼻をかむ程度
Q3	鼻汁の色は？	透明 ／ 白色 ／ 黄色 ／ 緑色（膿性）
Q4	うつむくと顔面や前頭部が痛みますか？	はい ／ いいえ
Q5	目のかゆみはありますか？	はい ／ いいえ
Q6	花粉症，ハウスダストなどのアレルギーはありますか？	はい ／ いいえ
↳	ある場合は何ですか？	花粉 ／ ハウスダスト ／ その他

緊急度判断チェックリスト

発熱
- ☐ 3日以上続く発熱

寒気
- ☐ ガタガタ震えが止まらない寒気

咽頭痛
- ☐ 咽頭痛＋嚥下困難がある
- ☐ 咽頭痛＋発熱があり，咳や鼻汁がない

咳
- ☐ 咳＋喘鳴がある
- ☐ 増悪傾向で数日（4日以上）続く咳
- ☐ 3日以上続く発熱＋かなりつらい〜耐えられない咳＋鼻汁がない
- ☐ 長期間（4週間以上）続く咳

鼻汁
- ☐ 鼻汁がある
- ☐ 咽頭痛，咳，鼻汁の症状が同時期からあり，発熱期間が3日未満

頭痛

Q1	いつからですか？	＿＿時間前 / ＿＿日前 / ＿＿週前 / ＿＿か月前 / ＿＿年前
Q2	痛みの強さは？	ごく軽度 / ややつらい / かなりつらい / 耐えられない
Q3	どんな痛みですか？	脈打つような痛み（拍動性） / 締め付けられるような痛み / 頭が重い，鈍い感じ / ピリピリする痛み / ズキズキする痛み
Q4	どこが痛みますか？	全体 / 右側のみ / 左側のみ / 前頭部 / 後頭部
Q5	痛みは突然始まり，1分以内にピークに達しましたか？	はい / いいえ
Q6	頭痛は絶え間なく続いていますか？	絶え間なく続いている / 痛みがない時もある
↳	痛みがない時もある場合，1回の持続時間は？	数秒 / 数分 / ＿＿時間 / ＿＿日 / 決まっていない
Q7	頭痛が始まった時といまを比べてどうですか？	増悪傾向 / 改善傾向 / 変わらない
Q8	頭痛以外に，次の症状はありますか？	ふらつき，めまい / しびれ / 視力障害 / 目の前がチカチカする / 食欲不振 / 不眠 / 嘔気・嘔吐 / 発熱
↳	ある場合，その症状は頭痛と同時期に始まりましたか？	同時期である / 同時期ではない
Q9	明るい場所やうるさい場所で頭痛はひどくなりますか？	はい / いいえ
Q10	歩いている時など，運動時に頭痛はひどくなりますか？	はい / いいえ
Q11	このような頭痛を経験するのは初めてですか？	初めて / 以前にもある
↳	以前にもある場合，初めて同じ頭痛を経験したのはいつですか？	＿＿＿＿＿＿＿＿＿＿

緊急度判断チェックリスト

- ☐ 突然始まった頭痛（1分以内にピークに達する痛み）
- ☐ 人生で初めての頭痛
- ☐ 頭痛＋嘔気＋発熱で，かつ上気道症状や下痢がない
- ☐ ふらつき，めまい，しびれ，視力障害が頭痛と同時期からある
- ☐ 増悪傾向の頭痛
- ☐ 以前に経験したものと同じ頭痛
- ☐ 反復する頭痛

呼吸困難

Q1	いつからですか？	____時間前 / ____日前 / ____週前 / ____か月前 / ____年前
Q2	息苦しさは突然始まりましたか？	はい / いいえ
Q3	労作時（歩いている時など）と安静時はどちらが息苦しいですか？	労作時 / 安静時 / 労作と関係ない / 決まっていない
↳	（労作時の場合）息苦しさがある時はどれくらい歩けますか？	平地も階段も普通に歩ける / 平地は普通だが，階段は苦しい / 平地でも苦しいが，自分のペースなら歩ける / 休みながらでなければ歩けない / 会話や着替えでも息切れがする
Q4	息苦しさは1日中ですか？	はい / いいえ
Q5	呼吸困難が始まった時といまを比べてどうですか？	増悪傾向 / 改善傾向 / 変わらない
Q6	喘鳴（ゼーゼー，ヒューヒューする感じ）はありますか？	いまもある / ない / あったが，いまはない
Q7	このような息苦しさを経験するのは初めてですか？	初めて / 以前にもある
↳	以前にもある場合，次のことを教えてください．	いつ？____ / 程度は？____ / 頻度は？____ / 医療機関受診の有無は？ 有・無
Q8	特に症状が強い時間帯はありますか？	決まっていない / 日中のほうが強い / 夜から朝のほうが強い
Q9	息苦しさ以外に，次の症状はありますか？	咽頭痛 / 胸痛

緊急度判断チェックリスト

- ☐ 突然発症の呼吸困難
- ☐ 咽頭痛＋呼吸困難
- ☐ 喘鳴＋呼吸困難
- ☐ 胸痛＋呼吸困難
- ☐ 日常生活に大きな支障のある呼吸困難
- ☐ 初めて経験する労作時呼吸困難
- ☐ 初めて経験する労作と関係ない呼吸困難
- ☐ 以下のすべてがそろっている場合
    ①労作と関係ない
    ②随伴症状がない
    ③過去に同じ症状があり医師による評価を受けている

動悸

Q1	いつからですか？	___時間前 / ___日前 / ___週前 / ___か月前 / ___年前
Q2	どんな動悸ですか？	脈が速くなる / 脈が乱れる / 鼓動を強く感じる
Q3	動悸は絶え間なく続いていますか？	絶え間なく続いている / 動悸がない時もある
↳	動悸がない時もある場合、1回の持続時間と頻度は？	持続時間は？ _____ / 頻度は？ _____
Q4	労作時（歩いている時など）と安静時で変化はありますか？	労作時に強くなる / 安静時に強くなる / 労作と関係ない
Q5	動悸を感じている時、次の症状はありますか？	呼吸困難 / 胸痛 / 立ちくらみ・失神 / 冷汗

緊急度判断チェックリスト

- [ ] 循環不全徴候（呼吸困難，胸痛，立ちくらみ・失神，冷汗）を伴う動悸
- [ ] 脈が速くなる動悸
- [ ] 脈の乱れ（不整脈）を伴う動悸
- [ ] 脈の速さやリズムに問題がなく，鼓動を強く感じる状態が続いている

胸痛

Q1	いつからですか？	＿＿時間前 ／ ＿＿日前 ／ ＿＿週前 ／ ＿＿か月前 ／ ＿＿年前
Q2	どこが痛みますか？	
Q3	痛みの範囲はどの程度ですか？	指で指し示せるくらいの狭い範囲 ／ 手のひらくらいの広さ ／ それ以上
Q4	どんな痛みですか？	鋭い，刺すような痛み ／ 締め付けられるような痛み ／ 何となく重い痛み ／ ビリビリする痛み ／ それ以外
Q5	圧痛（押すと痛みがある）はありますか？	はい ／ いいえ
Q6	痛みの強さは？	ごく軽度 ／ ややつらい ／ かなりつらい ／ 耐えられない
Q7	胸痛は絶え間なく続いていますか？	絶え間なく続いている ／ 痛みがない時もある
↳	痛みがない時もある場合，1回の持続時間と頻度は？	持続時間は？＿＿＿＿＿＿＿＿＿＿ ／ 頻度は？＿＿＿＿＿＿＿＿＿＿
Q8	このような胸痛を経験するのは初めてですか？	初めて ／ 以前にもある
↳	以前にもある場合，次のことを教えてください．	いつ？＿＿＿ ／ 程度は？＿＿＿ ／ 頻度は？＿＿＿ ／ 医療機関受診の有無は？ 有・無
Q9	胸痛が始まった時といまを比べてどうですか？	増悪傾向 ／ 改善傾向 ／ 変わらない
Q10	痛みは突然始まり，1分以内にピークに達しましたか？	はい ／ いいえ
Q11	体をひねるなどの動作をした時に胸痛は悪化しますか？	悪化する ／ 変わらない
Q12	咳や深呼吸をすると胸痛は悪化しますか？	悪化する ／ 変わらない
Q13	胸やけはありますか？	はい ／ いいえ
Q14	胸痛以外に，次の症状はありますか？	呼吸困難 ／ 立ちくらみ・失神 ／ 冷汗 ／ 動悸
Q15	痛みは肩に放散しますか？	はい ／ いいえ

緊急度判断チェックリスト

- [ ] 😣 突然発症し，持続する胸痛
- [ ] 😣 循環不全徴候（呼吸困難，立ちくらみ・失神，冷汗，動悸）を伴う胸痛
- [ ] 😣 動作や呼吸で変化しない比較的短時間（30秒〜2日）の胸痛
- [ ] 😣 咳や深呼吸で悪化し，呼吸困難を伴う胸痛
- [ ] 😟 増悪傾向の胸痛
- [ ] 😐 狭い範囲に限局する呼吸困難を伴わない胸痛
- [ ] 🙂 狭い範囲に限局する圧痛がある，呼吸困難を伴わない胸痛
- [ ] 🙂 持続時間が10秒以内の胸痛

しびれ

Q1	いつからですか？	___時間前 / ___日前 / ___週前 / ___か月前 / ___年前
Q2	しびれの強さは？	ごく軽度 / ややつらい / かなりつらい / 耐えられない
Q3	どんなしびれですか？	ジンジン，ピリピリする / 触るといつもとは異なる感じがする / 感覚が低下あるいは消失している / うまく力が入らない感じがする
Q4	(「うまく力が入らない感じがする」と答えた人は)歩行・着替え・書字など日常生活に支障がありますか？	はい / いいえ
Q5	どこがしびれますか？	
Q6	しびれる場所はいつも同じですか？	いつも同じ / 一定ではない
Q7	しびれは突然始まり，1分以内にピークに達しましたか？	はい / いいえ
↳	突然発症の場合は，持続していますか？	はい / いいえ
Q8	しびれは絶え間なく続いていますか？	絶え間なく続いている / しびれがない時もある
↳	しびれがない時もある場合，1回の持続時間と頻度は？	持続時間は？ ___ / 頻度は？ ___
Q9	しびれが始まった時といまを比べてどうですか？	増悪傾向 / 改善傾向 / 変わらない
Q10	このようなしびれを経験するのは初めてですか？	初めて / 以前にもある
↳	以前にもある場合，次のことを教えてください．	いつ？___ / 程度は？___ / 頻度は？___ / 医療機関受診の有無は？ 有・無
Q11	しびれは特に朝に強いですか？	はい / いいえ
Q12	しびれは歩くとひどくなり，休むと楽になりますか？	はい / いいえ

| Q13 | しびれ以外に，次の症状はありますか？ | 頭痛 / めまい / 体重減少 / 排尿・排便の障害 / 発疹 |

緊急度判断チェックリスト

- [ ] 😣 突然発症し持続するしびれ
- [ ] 😣 頭痛またはめまいを伴うしびれ
- [ ] 😟 増悪傾向のしびれ
- [ ] 😟 歩行，着替え，書字など日常生活に支障があるしびれ
- [ ] 😟 体重減少，排尿・排便の障害，発疹のいずれかを伴うしびれ
- [ ] 😐 末梢神経の走行に一致した限局性で増悪傾向のない一過性のしびれ
- [ ] 🙂 以下がそろっている場合
    ①年単位で増悪傾向がない
    ②しびれ以外の随伴症状を伴わない

腹痛

Q1	いつからですか？	___時間前 / ___日前 / ___週前 / ___か月前 / ___年前
Q2	痛みの強さは？	ごく軽度 / ややつらい / かなりつらい / 耐えられない
Q3	どんな痛みですか？ （複数回答可）	差し込むような痛み / 鋭い痛み / ピリピリする痛み / 何となく重い感じ
Q4	どこが痛みますか？	
Q5	腹痛が始まった時といまを比べてどうですか？	増悪傾向 / 改善傾向 / 変わらない
Q6	痛みは突然始まり，1分以内にピークに達しましたか？	はい / いいえ
Q7	腹痛は絶え間なく続いていますか？	絶え間なく続いている / 痛みがない時もある
↳	痛みがない時もある場合，1回の持続時間は？	___秒くらい / ___分くらい / ___時間くらい
Q8	食事で腹痛に変化はありますか？	食べると楽になる / 食べると悪くなる / 変わらない
Q9	排便で腹痛は楽になりますか？	楽になる / 変わらない
Q10	歩くとお腹に響く感じはありますか？	はい / いいえ
Q11	腹痛以外に，次の症状はありますか？	下痢 / 嘔気・嘔吐 / 発熱

緊急度判断チェックリスト

- ☐ 突然発症で，30分以上持続する腹痛
- ☐ 歩くと響く腹痛
- ☐ 1時間以上絶え間なく続く腹痛
- ☐ 分単位で反復する腹痛

嘔気・嘔吐

Q1	いつからですか？	___時間前 / ___日前 / ___週前 / ___か月前 / ___年前
Q2	実際に吐きましたか？	吐いた / 吐いていない
↳	吐いた場合は，次のことを教えてください．	最後に吐いたのはいつか？ _____ / いつ，何回くらい吐いたか？ _____ / 吐物に血液や黒い物が混ざっていたか？ はい・いいえ
Q3	嘔気・嘔吐が始まった時といまを比べてどうですか？	増悪傾向 / 改善傾向 / 変わらない
Q4	現在の食事の量はどれくらいですか？	普段より多く食べている / 普段と同じくらい食べている / 減っているが，半分以上食べている / 普段の半分以下 / ほとんど食べられていない
↳	（「普段の半分以下」「ほとんど食べられていない」場合）水分摂取ができない状態が1日以上続いていますか？	はい / いいえ
Q5	食事で嘔気・嘔吐に変化はありますか？	食べると楽になる / 食べると悪くなる / 変わらない
Q6	嘔気・嘔吐以外に，次の症状はありますか？	下痢 / 腹痛 / 頭痛 / めまい / 発熱

緊急度判断チェックリスト

- ☐ 吐物に血液や黒いものが混ざっていた
- ☐ 頭痛，発熱があり下痢を伴わない嘔気・嘔吐
- ☐ 食事が摂れず，水分摂取ができない状態が1日以上続いている
- ☐ 日単位（3日以上）で続く増悪傾向の嘔気・嘔吐
- ☐ 日単位の経過で下痢を伴い，水分が摂れる

食欲不振・体重減少

Q1	いつからですか？	___日前 / ___週前 / ___か月前 / ___年前
Q2	現在の食事の量はどれくらいですか？	普段より多く食べている / 普段と同じくらい食べている / 減っているが，半分以上食べている / 普段の半分以下 / ほとんど食べられていない
Q3	（症状が週単位以上続く人は）気分が落ち込む，憂うつになる，または絶望的な気持ちになることはありますか？	はい / いいえ
↳	ある場合は，それが2週間以上ほぼ毎日続いていますか？	はい / いいえ
Q4	（症状が週単位以上続く人は）物事に対してほとんど興味がない，または楽しめないことはありますか？	はい / いいえ
↳	ある場合は，それが2週間以上ほぼ毎日続いていますか？	はい / いいえ
Q5	特に減量しようとしていないのに体重が減りましたか？	はい / いいえ
↳	はいの場合，どれくらいの期間にどれくらい減りましたか？	期間は？ _____ / _____ kg
Q6	発熱はありますか？	はい / いいえ
↳	はいの場合，体温は？	_____ ℃

緊急度判断チェックリスト

- ☐ 😟 抑うつ気分，興味の喪失のいずれかが2週間以上続いている
- ☐ 😟 特に減量していないのに5％以上の体重減少がある
- ☐ 😟 食事量が「普段の半分以下」に減っている状態が1か月以上続いている
- ☐ 😟 食事を「ほとんど食べられていない」状態が1週間以上続いている
- ☐ 😟 発熱を伴う体重減少がある
- ☐ 😐 食欲不振が1週間以上続いているが，体重は減少していない

下痢

Q1	いつからですか？	___時間前 / ___日前 / ___週前 / ___か月前 / ___年前
Q2	便の硬さはどうですか？	水のような便 / 泥のような便 / 軟らかいが形のある便
Q3	便に血は混ざっていましたか？	混ざっていた / 混ざっていなかった
Q4	真っ黒い便が出たことはありますか？	はい / いいえ
Q5	（下痢が2日以内の場合）下痢は何回くらいありましたか？	1回 / 2～3回 / 4～5回 / 6～9回 / 10回以上
Q6	（下痢が2日以上の場合）下痢は1日何回くらいありますか？	1回 / 2～3回 / 4～5回 / 6～9回 / 10回以上
Q7	（下痢が7日以上続く人は）下痢は毎日ありますか？	毎日のように下痢が出る / 下痢の日と普通便の日がある / 下痢の日と便秘の日がある
Q8	下痢が始まった時といまを比べてどうですか？	増悪傾向 / 改善傾向 / 変わらない
Q9	周囲に同じ症状の人はいますか？	はい / いいえ
Q10	1か月以内に海外旅行に行きましたか？	はい / いいえ
Q11	原因として思い当たる食べ物はありますか？	はい / いいえ
Q12	（下痢が7日以上続く人は）ストレスがかかると下痢は悪化しますか？	悪化する / 変わらない
Q13	食事は摂れていますか？	普段より多く食べている / 普段と同じくらい食べている / 減っているが，半分以上食べている / 普段の半分以下 / ほとんど食べられていない
↳	（「普段の半分以下」「ほとんど食べられていない」場合）水分摂取ができない状態が1日以上続いていますか？	はい / いいえ

緊急度判断チェックリスト

- ☐ 食事が摂れず水分摂取もできない状態が1日以上続いている
- ☐ 便に血が混ざっていた，または真っ黒い便が出た
- ☐ 1か月以上にわたり，水様便または泥状便が1日4回以上毎日のように続く
- ☐ 1週間以内の経過で，食事を普段の半分以上食べている
- ☐ 下痢の回数が3回以下

便秘

Q1	いつからですか？	＿＿＿日前 / ＿＿＿週前 / ＿＿＿か月前 / ＿＿＿年前
Q2	排便の頻度は？	毎日ある / おおよそ＿＿＿日に1回程度
Q3	最後に排便があったのはいつですか？	今日 / 昨日 / ＿＿＿日前
Q4	普段の排便はどうですか？	いつも便秘である / 時々便秘である / 便秘の時と下痢の時がある / 普段はほとんど便秘ではない
Q5	便に血は混ざっていましたか？	混ざっていた / 混ざっていなかった
Q6	真っ黒い便が出たことはありますか？	はい / いいえ
Q7	お腹が張ってつらい感じや，便が残っている感じはありますか？	いつもある / 時々ある / ない
Q8	食事は摂れていますか？	普段より多く食べている / 普段と同じくらい食べている / 減っているが，半分以上食べている / 普段の半分以下 / ほとんど食べられていない
Q9	1日以内にガスは出ましたか？	出た / 出ていない
Q10	便秘以外に，次の症状はありますか？	嘔吐 / 腹痛 / 体重減少
Q11	このような便秘を経験するのは初めてですか？	初めて / 以前にもある
Q12	（便秘が長期的に続く人は）便秘が始まった時といまを比べてどうですか？	増悪傾向 / 改善傾向 / 変わらない

緊急度判断チェックリスト

- [ ] 嘔吐と腹痛を伴い，1日以上排ガスがない便秘
- [ ] 便に血が混ざっていた，または真っ黒い便が出た
- [ ] 初めて経験する便秘
- [ ] 体重減少を伴う便秘
- [ ] 毎日の排便はないが，食事が普通に摂れていて，不快感がない
- [ ] 何年も前から便秘があり増悪傾向がない

めまい

Q1	いつからですか？	＿＿時間前 ／ ＿＿日前 ／ ＿＿週前 ／ ＿＿か月前 ／ ＿＿年前
Q2	どんなめまいですか？	景色がぐるぐる回るようなめまい（回転性） ／ 身体がふわふわ浮くようなめまい（浮動性） ／ 血の気が引くような，立ちくらみのようなめまい（前失神）
Q3	(「回転性」「浮動性」の人は) めまい以外に，次の症状はありますか？	頭痛 ／ 麻痺 ／ しびれ ／ 耳鳴り，難聴，耳閉感
↳	ある場合は，同時に始まりましたか？	同時である ／ 同時でない
Q4	(「前失神」または「浮動性」の人は) めまい以外に，次の症状はありますか？	胸痛 ／ 動悸 ／ 黒色便 ／ 目の前が暗くなる ／ 意識消失
↳	意識消失があった場合，時間はどのくらいでしたか？	数秒 ／ 数分 ／ 10分以上
Q5	めまいは絶え間なく続いていますか？	絶え間なく続いている ／ めまいがない時もある
↳	めまいがない時もある場合，1回の持続時間と頻度は？	持続時間は？ ／ 頻度は？
Q6	めまいは突然始まり，1分以内にピークに達しましたか？	はい ／ いいえ
Q7	めまいが始まった時といまを比べてどうですか？	増悪傾向 ／ 改善傾向 ／ 変わらない
Q8	頭を動かすとめまいが悪化しますか？	悪化する ／ 変わらない
Q9	安静時にめまいはありますか？	はい ／ いいえ
Q10	(「回転性」「浮動性」の人は) 普通に歩けますか？	普通に歩ける ／ 少しふらつくが歩ける ／ めまいがして歩けない
Q11	どんな時にめまいが起きますか？	立ち上がった時 ／ 激しい感情変化，精神的ショック，興奮した時 ／ 排便などでいきんだ時 ／ 寝返りを打った時 ／ 思い当たるものはない
Q12	このようなめまいを経験するのは初めてですか？	初めて ／ 以前にもある
↳	以前にもある場合，次のことを教えてください．	いつ？ ／ 程度は？ ／ 頻度は？ ／ 医療機関受診の有無は？ 有・無

緊急度判断チェックリスト

- [ ] 😣 めまいと同時に頭痛，麻痺，しびれのいずれかを伴う
- [ ] 😣 胸痛，動悸，黒色便を伴う前失神
- [ ] 😣 初めて経験する前失神
- [ ] 😣 突然発症（1分以内）で持続するめまい
- [ ] 😟 めまいと同時に耳鳴り，難聴，耳閉感を伴う
- [ ] 😟 安静時も持続するめまい
- [ ] 😟 増悪傾向のめまい
- [ ] 😐 ①頭位変換時のみに出現（安静時には消失）する，②持続時間が1分以内で，③嘔気以外の随伴症状を伴わない，④普通に歩ける，回転性のめまい

不眠

Q1	いつからですか？	___日前 / ___週前 / ___か月前 / ___年前
Q2	どのように眠れないのですか？（複数回答可）	なかなか寝付けない / 途中で何度も目が覚める / 早い時間に目が覚めてその後眠れない / ぐっすり寝た気がしない
Q3	不眠は週に何日くらいありますか？	週6日以上 / 週3〜5日 / 週1〜2日 / 週1日未満
Q4	夜布団に入って電気を消す時間と朝目が覚める時間は？	夜電気を消す時間___時頃 / 朝目が覚める時間___時頃 / 決まっていない
Q5	平均的な睡眠時間は？	___時間
Q6	睡眠中に（10秒以上）呼吸が止まっていると言われたことはありますか？	はい / いいえ
Q7	昼間に居眠りをしてしまうことはありますか？	よくある（週4回以上）/ たまにある（週1〜3回）/ あまりない（週1回未満）/ ほとんどない（月1回未満）
Q8	不眠以外に，次の症状はありますか？（複数回答可）	いびき / 日中の眠気 / 集中力低下 / 強い疲労感 / 足がむずむずする感じがあり，動かさずにいられない / 不随意運動（身体が勝手にピクッと動く）
Q9	気分が落ち込む，憂うつになる，または絶望的な気持ちになることはありますか？	はい / いいえ
↳	ある場合は，それが2週間以上ほぼ毎日続いていますか？	はい / いいえ
Q10	物事に対してほとんど興味がない，または楽しめないことはありますか？	はい / いいえ
↳	ある場合は，それが2週間以上ほぼ毎日続いていますか？	はい / いいえ
Q11	コーヒーやお茶などのカフェインを含む飲料をよく飲みますか？	はい / いいえ
Q12	寝る前に飲酒することはありますか？	はい / いいえ

緊急度判断チェックリスト

- ☐ 抑うつ気分，興味の喪失のいずれかがある
- ☐ 足がむずむずする感じがあり，動かさずにいられない
- ☐ 睡眠時無呼吸（10秒以上），日中の眠気，集中力低下，強い疲労感がある
- ☐ 睡眠時間によらず日中の生活に支障（日中の眠気，集中力低下，強い疲労感）がない
- ☐ 毎日6時間以上良質な睡眠がとれていて，日中も眠くない

物忘れ

Q1	いつからですか？	___時間前 / ___日前 / ___週前 / ___か月前 / ___年前
Q2	（家族などに聞く場合）今日の日付や季節を正しく言えないことはありますか？	はい / いいえ
↳	（本人に聞く場合）今日は何月何日ですか？ 季節は何ですか？（質問者が判断する）	正しい / 正しくない
↳	（正しく答えられなかった場合）自宅の住所と電話番号を答えてください．	正しい / 正しくない
Q3	通い慣れた道で迷うことはありますか？	はい / いいえ
Q4	以前できていた家事や機械の操作ができなくなったことはありますか？	はい / いいえ
Q5	昨日の出来事をすっかり忘れてしまうことがありますか？（例：夕食を食べたことを覚えていない，など）	はい / いいえ
Q6	（患者に口頭で質問してください）いまから私の言う言葉を繰り返してください．（1つずつゆっくり区切りながら）「桜，ねこ，電車」はい，どうぞ．（回答の後）この言葉は後でもう一度お聞きしますので，覚えておいてください．	3つすべて言える / 1〜2つ言える / 1つも言えない
Q7	（患者に紙と筆記用具を渡してください）この紙に針のタイプの（デジタルではない）時計を書いてもらいます．まず，1〜12の数字を入れてください．次に，11時10分を示す針を書いてください．	正しく，バランスよく書ける / 内容・バランスに問題がある
Q8	（患者に口頭で質問してください）先ほど（Q6で）私が言った言葉をもう一度言ってください．	3つすべて言える / 1〜2つ言える / 1つも言えない

緊急度判断チェックリスト

- ☐ 😟 急に週単位以内で進行する物忘れ
- ☐ 🙂 Q1〜Q8がすべて問題なく，急性に発症・増悪していない

腰痛

Q1	いつからですか？	___時間前 / ___日前 / ___週前 / ___か月前 / ___年前
Q2	痛みの強さは？	ごく軽度 / ややつらい / かなりつらい / 耐えられない
Q3	どこが痛いですか？	
Q4	何をしている時に痛くなりましたか？	転んだり，ぶつけたりした時 / 重いものを持ったり，強い運動をした時 / 軽い動作をした時 / 長時間同じ姿勢でいた時 / 思い当たる原因はない
Q5	痛みは突然始まり，1分以内にピークに達しましたか？	はい / いいえ
Q6	腰痛が始まった時といまを比べてどうですか？	増悪傾向 / 改善傾向 / 変わらない
Q7	痛みは絶え間なく続いていますか？	絶え間なく続いている / 痛みがない時もある / 痛みは1回のみ
↳	痛みがない時もある場合，1回の持続時間と頻度は？	持続時間は？_____ / 頻度は？_____
↳	痛みは1回のみの場合，持続時間は？	_____
Q8	身体を動かすと痛みが変化しますか？	動かすと痛みが強くなる / 動かしても動かさなくても変わらず痛い
Q9	安静時の痛みはありますか？	はい / いいえ
Q10	足のしびれや痛みはありますか？	はい / いいえ
Q11	足のしびれや痛みは歩いているとひどくなり，休むと改善しますか？	はい / いいえ
Q12	腰痛以外に，次の症状はありますか？	発熱 / 排尿・排便困難 / 上気道症状（咽頭痛，鼻汁，咳）

緊急度判断チェックリスト

- [ ] 😠 急性に発症した，下肢の神経症状（しびれなど）を伴う腰痛
- [ ] 😠 排尿・排便困難を伴う腰痛
- [ ] 😠 安静時痛のある急性の腰痛
- [ ] 😟 発熱があり，上気道症状（咽頭痛，鼻汁，咳）を伴わない腰痛
- [ ] 😟 急性発症ではない，下肢の神経症状（しびれなど）を伴う腰痛
- [ ] 😐 下肢のしびれを伴わず，かつ安静時痛がない急性の腰痛

関節痛

Q1	いつからですか？	____時間前 / ____日前 / ____週前 / ____か月前 / ____年前
Q2	痛みの強さは？	ごく軽度 / ややつらい / かなりつらい / 耐えられない
Q3	どこが痛みますか？	1つの関節（単関節） / 複数の関節（多関節）
↳	1つの関節の場合，足の親趾の付け根の関節ですか？	はい / いいえ
Q4	関節痛が始まった時といまを比べてどうですか？	増悪傾向 / 改善傾向 / あまり変わらない
Q5	何をしている時に痛くなりましたか？	転んだり，ぶつけたりした時 / 重いものを持ったり，強い運動をした時 / 軽い動作をした時 / 長時間同じ姿勢でいた時 / 思い当たる原因はない
Q6	関節を動かすと痛みはひどくなりますか？	ひどくなる / 変わらない / よくわからない
Q7	関節痛以外に，次の症状はありますか？	手のこわばり（30分以上） / 筋肉痛 / 皮膚の発疹

緊急度判断チェックリスト

- [ ] 急性発症の関節痛（過去に診断された典型的な痛風発作を除く）
- [ ] 増悪傾向のある関節痛
- [ ] 長期間進行しない/年単位でゆっくり進行する関節痛
- [ ] 改善傾向がある関節痛

浮腫（むくみ）

Q1	どこがむくみますか？	顔 ／ 手（右のみ） ／ 手（左のみ） ／ 手（両側） ／ 足（右のみ） ／ 足（左のみ） ／ 足（両側） ／ その他
Q2	いつからですか？	____時間前 ／ ____日前 ／ ____週前 ／ ____か月前 ／ ____年前
Q3	時間帯によるむくみの変化はどれに近いですか？	決まっていない ／ 朝のほうが強い ／ 夕方のほうが強い ／ 夕方出現し，朝には改善する
Q4	むくんでいる場所に，次の症状はありますか？	痛み ／ かゆみ ／ 発赤・熱感
Q5	最近の体重変化はありますか？	変わらない ／ 増えた ／ 減った
↳	最近の体重変化がある場合，何kg増減がありましたか？	_____kg
Q6	むくみ以外に，次の症状はありますか？	呼吸困難 ／ 動悸 ／ 胸痛 ／ 立ちくらみ・失神 ／ 倦怠感 ／ 黄疸
Q7	（女性の場合）むくみはいつも月経前や月経時にひどくなりますか？	はい ／ いいえ

緊急度判断チェックリスト

- ☐ 循環不全徴候（呼吸困難，動悸，胸痛，立ちくらみ・失神）を伴う
- ☐ 急性に発症した片側の下肢の浮腫
- ☐ 痛み，発赤・熱感のいずれかを伴う
- ☐ 以下のどちらかに該当し，かつ器質病変を疑う随伴症状や発赤・熱感がない
  - ①月経周期に関連する浮腫（反復性の経過で基礎疾患がない）
  - ②夕方，両側下肢に出現して朝には消失する浮腫

排尿障害

Q1	いつからですか？	___時間前 / ___日前 / ___週前 / ___か月前 / ___年前
Q2	朝起きてから夜寝るまでに，何回くらい尿をしましたか？	___回くらい
Q3	夜寝てから朝起きるまでに，何回くらい尿をしましたか？	0回 / 1回 / 2回 / 3回以上
Q4	排尿後2時間以内に，またトイレに行きたくなることはありますか？	はい / いいえ
Q5	排尿時痛はありますか？	はい / いいえ
Q6	残尿感はありますか？	はい / いいえ
Q7	急に尿がしたくなり，我慢が難しいこと（尿意切迫感）がありましたか？	ない / 週に1回未満ある / 週に1回以上ある
Q8	尿が出にくいことはありますか？	はい / いいえ
Q9	咳，くしゃみをした時に尿を漏らすことはありますか？	時々ある / 稀にある / ない
Q10	排尿障害以外に，次の症状はありますか？	血尿 / 下腹部痛 / 発熱

緊急度判断チェックリスト

- [ ] 発熱を伴う排尿障害
- [ ] 血尿を伴う排尿障害
- [ ] 下腹部痛を伴う排尿障害
- [ ] 夜間の排尿回数が2回以上ある（高齢男性は3回以上）
- [ ] 尿失禁があり，日常生活に支障をきたしている場合
- [ ] 夜間の排尿回数が1回以下で下腹部痛や尿意切迫感がない

うつ症状

Q1	気分が落ち込む，憂うつになる，または絶望的な気持ちになることはありますか？	はい ／ いいえ
↳	ある場合は，それが2週間以上ほぼ毎日続いていますか？	はい ／ いいえ
Q2	物事に対してほとんど興味がない，または楽しめないことはありますか？	はい ／ いいえ
↳	ある場合は，それが2週間以上ほぼ毎日続いていますか？	はい ／ いいえ

緊急度判断チェックリスト

- ☐ 😟 抑うつ気分のいずれか，2週間以上続く興味の喪失が1日中ずっとある
- ☐ 🙂 興味の喪失，抑うつ気分のいずれもない

索引

数字・欧文

4 killer chest pain……41
BPPV(良性発作性頭位めまい症)……71
COPD(慢性閉塞性肺疾患)……22, 35
GERD(胃食道逆流症)……22, 44
PHQ-9……95
SLE(全身性エリテマトーデス)……86

和文

あ

悪性腫瘍……14, 51, 57, 60, 61, 69, 83
圧痛……42
アデノウイルス感染症……25
アレルギー……25, 88

い

意識消失……71
異常感覚……46
胃食道逆流症(GERD)……22, 44
痛み……16, 22, 29, 41, 49, 53, 81, 85, 88, 102
一次性頭痛……29
胃腸炎……56, 57, 63
陰性情報……11, 110
咽頭痛……20, 36, 83, 112, 116

う・お

うつ症状……94, 139
うつ病……32, 60, 76
運動障害……46
嘔気……32, 56, 57, 126
嘔吐……57, 126
音・光過敏……32

か

解釈……4, 12
潰瘍性大腸炎……64
過活動膀胱……91
過換気症候群……35
蝸牛症状……71
下肢神経症状……83
下肢伸展挙上テスト……49
風邪症状……20, 116
過敏性腸症候群……64, 67
下腹部痛……92, 102
下部尿路感染症……92
かゆみ……88
寛解……15
感覚障害……46
感覚低下……46
間欠性跛行……6, 51, 83
間質性膀胱炎……92
関節痛……85
関節リウマチ……85, 136
眼前暗黒感……71
感染後咳嗽……22
感染症……14, 17, 20, 50, 57, 60, 64, 78, 85

き・く

記憶保持……79
気管支喘息……24, 34
気胸……15, 34
基礎疾患……17
ぎっくり腰(急性腰痛症)……81
機能性便秘……67
記銘……79
急性喉頭蓋炎……22, 36
急性発症……34, 81, 86
急性緑内障……31, 59
狭心症……41
胸痛……16, 36, 39, 41, 71, 89, 121
胸膜炎……16, 44
興味の喪失……96
虚血性心疾患……41
起立性失神……72
緊張型頭痛……30
緊張性気胸……41
筋肉痛……86
群発頭痛……30

け

経口補水液……59, 66
結核……22, 61
血管炎……51
血管病変……30, 34, 50, 54, 72, 82
決断……4, 16
血尿……92

血便……63, 68
下痢……56, 58, 63, 128

こ

交感神経……38
膠原病……61, 86
甲状腺機能亢進症……61
交代性便通異常……64, 67
後鼻漏……24
高齢者……17, 21, 42, 91
呼吸困難……34, 39, 44, 89, 119
黒色便……63, 68, 71
骨盤底筋体操……93

さ

細菌感染症……21, 25, 101
寒気……20, 116
残尿感……91

し

糸球体腎炎……92
持続時間……55
失禁……51
失神……39, 44, 71, 89
　起立性失神……72
　神経調節性失神……73
　心原性失神……71
　前失神……70
失認……79
しびれ……46, 71, 123
耳閉感……71
周期性四肢運動障害……76
熟眠障害……75
手根管症候群……49
循環不全(徴候)……38, 44, 89
消化管出血……39, 57, 71
消化器疾患……60
上気道症状……20, 32, 83
症候診断……3
症状アセスメント……2, 10
症状の経過……11
情報収集……4, 10
食中毒……64
食欲不振……32, 60, 127
視力障害……31

心因性……34, 38, 41
腎盂腎炎……82, 83, 92
心筋梗塞……16, 34, 39, 41, 58
神経因性膀胱……91
神経症状……31, 71
神経調節性失神……73
神経痛……30
心原性失神……71
深部静脈血栓症……88
心不全……88

す

膵炎……58, 83
髄膜炎……32, 59
睡眠時無呼吸症候群……76, 91
頭痛……29, 51, 58, 71, 118
スピード……13

せ・そ

咳……20, 98, 116
脊髄疾患……51
脊髄病変……83
脊柱管狭窄症……15, 48, 82, 83
脊椎炎……83
線維筋痛症……86
閃輝暗点……5, 31
前失神……70
全身性エリテマトーデス(SLE)……86
前庭神経炎……72
喘鳴……24, 35
前立腺炎……92
前立腺肥大……91
増悪……15, 17, 31, 43, 50, 54, 72, 82, 86
早朝覚醒……75

た

体重減少……51, 60, 127
体重変化……89
帯状疱疹……41, 51
大腸癌……64, 67
大動脈解離……41, 82
立ちくらみ……39, 44, 89
多発神経障害(ポリニューロパチー)……47
痰……23
単神経障害(モノニューロパチー)……47

胆石……58
胆嚢炎……58

ち

虫垂炎……56, 58, 105
中枢神経疾患……51
中途覚醒……75
腸閉塞……58, 68

つ・て

椎間板ヘルニア……48, 82
痛風……85
頭痛……51
つわり(妊娠悪阻)……58
手のこわばり……86

と

動悸……38, 44, 71, 89, 120
糖尿病……61, 91
糖尿病性神経障害……49
特発性浮腫……88
突然発症……30, 43, 50, 54, 82
突発持続……14, 16
突発性難聴……71
トレンド……13
呑酸……25

な・に・ね・の

難聴……71
二次性頭痛……29
入眠障害……75
尿路結石……82, 92
尿失禁……91
尿閉……91
妊娠悪阻(つわり)……58
認知症……78
熱感……88
ネフローゼ症候群……88
脳血管障害……48, 78

は

肺炎……23, 101
排ガス……68
肺塞栓……34, 41
排尿障害……91, 138

排尿・排便困難……51, 83
拍動性……30
発熱……20, 32, 56, 58, 61, 83, 92, 98, 116
パニック発作……34
反復……15, 17, 31

ひ

鼻汁……20, 117
百日咳……22
病因……12
貧血……72
頻尿……91

ふ

部位……12
腹圧性尿失禁……92
腹痛……53, 58, 102, 125
副鼻腔炎……23, 25
腹膜炎……56
浮腫(むくみ)……88, 137
不整脈……34, 38
不変……15
不眠……32, 75, 132

へ

ヘルニア……83
変形性関節症……85
扁桃周囲膿瘍……22
片頭痛……5, 29, 58
便秘……67, 129

ほ

蜂窩織炎……88
膀胱炎……92
膀胱癌……92
放散痛……15, 86
発疹……51, 86
発赤……88
ポリニューロパチー(多発神経障害)……47

ま・み・む・め・も

末梢性動脈疾患……83
麻痺……71
慢性咳嗽……22
慢性閉塞性肺疾患(COPD)……22, 35

耳鳴り……71
むくみ(浮腫)……88，137
むずむず脚症候群(レストレスレッグス症候群)……76
メニエール病……71
目のかゆみ……25
目の充血……59
めまい……51，58，70，130
　――，回転性……70
　――，浮動性……70
モノニューロパチー(単神経障害)……47
物忘れ……78，133

よ

腰痛……81，134
抑うつ気分……96

り・れ・ろ

良性発作性頭位めまい症(BPPV)……71
旅行者下痢症……64
臨床推論……3
冷汗……39，44
レストレスレッグス症候群(むずむず脚症候群)……76
労作時呼吸困難……35
肋間神経痛……41